医者仁心 师者正道

柴嵩岩
中医妇科临床经验丛书

总主编　柴嵩岩

张巨明　编著

柴嵩岩妇科疑难验案实录

中国中医药出版社

·北京·

图书在版编目（CIP）数据

柴嵩岩妇科疑难验案实录 / 张巨明编著 . —北京：
中国中医药出版社，2020.6
（柴嵩岩中医妇科临床经验丛书）
ISBN 978-7-5132-5795-4

Ⅰ.①柴… Ⅱ.①张… Ⅲ.①中医妇科学—疑难病—
验方—汇编 ②中医妇科学—疑难病—医案—汇编 Ⅳ.
① R289.5 ② R271.1

中国版本图书馆 CIP 数据核字（2019）第 236139 号

中国中医药出版社出版

北京经济技术开发区科创十三街 31 号院二区 8 号楼
邮政编码 100176
传真 010-64405750
河北省武强县画业有限责任公司印刷
各地新华书店经销

开本 710×1000 1/16 印张 14 彩插 0.5 字数 193 千字
2020 年 6 月第 1 版 2020 年 6 月第 1 次印刷
书号 ISBN 978 - 7 - 5132 - 5795 - 4

定价 58.00 元
网址 www.cptcm.com

社 长 热 线 010-64405720
购 书 热 线 010-89535836
维 权 打 假 010-64405753

微信服务号 zgzyycbs
微商城网址 https://kdt.im/LIdUGr
官 方 微 博 http://e.weibo.com/cptcm
天猫旗舰店网址 https://zgzyycbs.tmall.com

如有印装质量问题请与本社出版部联系（010-64405510）

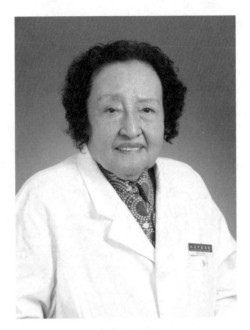

—— 柴嵩岩近影 ——

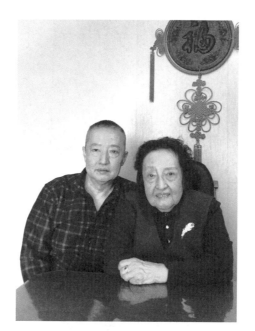

—— 徒弟张巨明与老师柴嵩岩合影 ——

王序

　　"人有向上向善之心，总有为他人做点事之情"，这是已进入耄耋之年的中医老专家柴嵩岩的夙愿。她为了把60多年积累的经验总结梳理出来，不避寒暑，不顾疲劳，秉烛笔耕10多年，指导学生帮助她将中医妇科临床经验编辑为10册丛书。看着她书桌上那一笔一画撰写和反复修改的堆积盈尺的书稿，眼前便会浮现出柴老满头白发、埋首书案的身影，她的勤奋和执着令我们敬佩。

　　时间是宝贵的，精神是无价的。从柴老这套用心血凝成的丛书中，我们看到她"无欲无求"的无私奉献；看到她"誓愿普救含灵之苦"的"大慈恻隐之心"；看到她救死扶伤，手到病除的高超医术；看到她渴望中医后继有人，祈盼他们茁壮成长的拳拳热望；也看到她孜孜以求、精益求精、实事求是、一丝不苟的科学态度。这种精神就是我们倡导的，人们崇尚的大医精神，就是我们的中医之魂。

　　人才是宝贵的，像柴老这样的专家更是我们的国宝。能把他们的经验，以中医理论整理出来，继承传播下去，是民族的责任，也是世界的福音，而这经验必将随着历史的进程，随着医学科学的发展，越来越显现出其不可替代、无可比拟的价值，相对于时空的流逝，我们怎样估价都不过高，这也是我们中医人为之呕心沥血、前赴后继、倾心投入、顽强奋争的根本原因。尽管回首过去我们历尽坎坷，展望前景仍将困难重重，但是我们坚信，道路是曲折的，前途是光明的，未来的医学展现在我们面前的必然是关不住的满园春色，而中医，恰是这个大花园中最醒目、最艳丽的一枝奇葩。

每当我看到大家为振兴中医而做出的努力，都会被深深感动，中医事业太需要这样的努力，太需要这样努力的志士。为此，我借柴老的丛书面世之际，写了上面的话，与大家共勉。

2019 年 5 月

屠序

《柴嵩岩中医妇科临床经验丛书》要出版发行了。

耄耋之年的柴嵩岩先生，饱谙对中医妇科学的智慧感悟，率众继承人撰写这套丛书，是 60 余年杏林生涯的心血撷菁。

我们翩翩自乐于丛书的出版，因为在中医学的医学宝库中，国医大师柴嵩岩又续新的篇章，中医药事业薪火相传。

大师常说，我是站在巨人的肩膀上成长的。大师青年时期师承近代伤寒大师陈慎吾，学习中医经典及临床技能；获得医师执业资格后考入北京医学院"首届全国中医药专门研究人员班"，师从现代名医吴阶平、严仁英，接受西医学理论及方法论学习；20 世纪 50 ~ 60 年代，毕业后再与京城名医刘奉五、郗霈龄、祁振华、姚正平等共事于北京中医医院，受多位名家影响。这样的成长之路，使大师日后脱颖而出，形成"柴嵩岩中医妇科学术思想及技术经验知识体系"时，博采众长，兼容并收，临床实用。既有中医学师承的烙印，又体现出辩证唯物主义物质观、发展观、整体观的科学理念。

大师常说，医者要有视野与格局。医者行医，是对人的观察与研究。在相当长一段时间内，医者学的是技术，但要学"出来"，终究靠的不是单纯的医学技术。大师提倡做"杂家"，知天下事，关注经济学、政治学、法学、伦理学、历史学、社会学、心理学、教育学、管理学、人类学、民俗学、新闻学、传播学等一系列学科的动态与发展，正所谓"功夫在身外"。

大师一生怀感恩之心。感恩社会给予的成长环境，感恩前辈铺平的成长道路，感恩患者造就的成长机会，感恩团队、同道的协作铸成个人成就。

人说，万事皆有因。有信念，就有态度，就有行为，就产生结果。

我眼中的大师大概就是这样：宽以容人，厚以载物。博学成医，厚德为医，谨慎行医。

让我们细细品读《柴嵩岩中医妇科临床经验丛书》吧。

2019 年 12 月

刘序

　　我认识柴老是在多年以前，那时的她在业界和社会上已是相当有名，全国各地求诊的患者络绎不绝。由于工作繁忙，我们每次谈话都很仓促，记得柴老谈得最多的是对专业发展的思考，她"想做的事情很多"，而我总是叮嘱她要保重身体。转眼间，柴老以 85 岁高龄获得宋庆龄樟树奖，这是妇幼事业的终身成就奖。在颁奖致辞中，柴老提及治愈病患喜得贵子的喜悦，也谈及对妇科疾病日益增多的担忧，语言平实却感人至深，我想那是内心真感情的流露，里面"孕育"有几十年的大爱，我认为在那一刻，柴老的理想和生活达成了统一，内心是幸福和满足的，正如她自己所言这是一种"低调的殷实"。柴老 60 余年厚积薄发，问鼎国医大师的事业和人生之巅，此时她最大的心愿莫过于中医事业的传承，把自己的学术经验留给医院、留给后学，救助更多病患于苦难，所以总结著述是柴老多年的夙愿。经过柴老及其学术团队医师们的努力，《柴嵩岩中医妇科临床经验丛书》喷薄而成。其中，柴氏中医妇科理论体系完整，临床经验涉猎广泛，既秉承了经典中医精髓传承，又包含了现代医学视野，是北京中医医院学术传承的代表之作，值得同道和后学很好地品读。

　　值此著作出版之际，特向几十年如一日奋斗在中医妇科临床上的柴嵩岩前辈致敬！

2019 年 5 月

柴序

科学是有连续性和继承性的，特别是中医学，它具有很强的实践性，具有深厚的文化底蕴，是我们中华民族独有的医学科学体系。中医学随着数千年的中国历史进程，在不断发现、积累、充实、整理的过程中，经过无数次的实践验证而日臻完善。中医学与我们这个古老民族的健康与繁衍相帮相伴，为中华民族的发展创下永难磨灭的历史功勋，是我们中华民族文化宝库中弥足珍贵的瑰宝。

在浩如烟海的中医典籍中，中医妇科学以其独特的文化视角、服务人群和实践特征崭露头角，经过无数先辈的梳理演绎、分析组合，形成一个独立的医学体系。其已经成为维护广大妇女健康的基石，并具有无限发展的前景。中医妇科学是一门完整的学科，它的特点是以深厚的中医理论为基础，依据妇女特有的生理、病理、心理特点，结合现代医学的客观状态描述，进而分析查找病因病机，综合辨证施治。中医妇科学在长期不断的实践中，探索自身规律，丰富完善理论和实践体系，是具有强大生命力的医学科学。

我在中医妇科临床一线奋斗了 60 余年。在 60 余年的学习工作中，我们看到了时代的进步、科学的普及和人们观念的更新，同时也看到由于生活习惯、社会环境、工作特色发生了太多的变化，从而引起新的疾病和人们新的痛苦。这给我们带来了新的困惑，但也是人类历史上不可避免的，了解、战胜这些疾病成为我们医务工作者不可推卸的责任。

出于职业的责任感及对妇女同胞的同情和关爱，也出于对中医的执着，我们不断地去思考，去探索，去寻求答案。正是在这个过程中，我们再度被中医传统理论所折服。中医古籍中关于"内因""外因""不内外因"实乃导致疾病发生之因的精辟论述，揭开了现代疾病的神秘面纱，指导我们再度攀上攻克疑难的高峰。中医传统理论没有过时，它是真正的不朽之作，在这条路上，我们学无止境。对中医的热爱，是我们永藏心底不变的情结。

在中医妇科临床一线的日夜实践中，我们秉承先辈们的高尚医德，体会领悟他们的经验理论，同时也在积累着对妇女特性和疾病的认知，提高着治疗和调理疾病的能力。我们把从中得到的点滴体会汇集起来，编撰了《柴嵩岩中医妇科临床经验丛书》。

本套丛书共 10 册，包括柴嵩岩中医妇科学术思想荟萃、柴嵩岩中医妇科舌脉应用、柴嵩岩妇科用药经验、柴嵩岩异常子宫出血治验、柴嵩岩妊娠期常见疾病治验、柴嵩岩子宫内膜异位症治验、柴嵩岩多囊卵巢综合征治验、柴嵩岩卵巢早衰治验、柴嵩岩不孕不育症治验及柴嵩岩妇科疑难验案实录等理论和临床经验。各分册以中医理念贯穿全书，综合多方文献资料和经验，以妇科临床常见病、多发病、疑难病为主，同时根据临床实际，将一些专题性的内容独立成册。例如在妇科用药经验分册中，强调依据不同疾病、体质和周期的用药基础，突出个性化药物选择的用药原则；在中医妇科舌脉应用分册中，揭示了舌象与疾病之间特殊的相关性，我们从 20 世纪 50 年代起即以舌象为诊断和用药的重要依据，并与学生用了近 40 年的时间收集、整理了相关资料近 3000 份。由于我们编写团队一直奋斗在临床一线，所以丛书的重点在临床，有相对较多的实践资料，具有较强的临床可操作性。供临床医师参考、为中医临床服务，正是本套丛书编写的宗旨。由于编写经验不足和时间有限，若书中存在疏漏之处，还请广大同道提出宝贵意见，以便再版时修订提高，我和我的学生们向大家致以诚挚的感谢！

柴嵩岩

2019 年 5 月

目录

第一章

卵巢储备功能下降验案

一、卵巢储备功能下降致不孕案

案1　田某，女，37 岁，已婚。初诊：2017 年 3 月 7 日。

主诉：继发不孕 10 年。

现病史：既往月经规律，周期 25 天一行，经期 4 天，经量中等，经前乳胀，无痛经。末次月经 2017 年 2 月 11 日，经期 5 天。现纳可，眠佳，二便调。舌淡暗有多条裂纹；脉细滑数。

孕产史：结婚 10 年，未避孕未孕。人工流产手术 2 次。末次人工流产手术是 2006 年 5 月。

辅助检查：HR92 次 / 分。2017 年 2 月 14 日（月经第 4 天）激素水平检查：FSH 11.80mIU/mL；LH 4.55mIU/mL；E_2 70.57pg/mL；T 1.34nmol/L；PRL 248.11μIU/mL。2017 年 3 月 2 日 B 超检查：子宫三径 3.2cm×4.6cm×3.9cm；子宫内膜厚度 1.2cm；双附件未见异常。

西医诊断：继发不孕；卵巢储备功能下降。

中医诊断：断续（肝肾阴虚）。

治法：滋补肝肾，清热活血。

处方：北沙参 15g，钩藤 10g，玉竹 10g，浙贝母 10g，女贞子 15g，白芍药 10g，益母草 10g，地骨皮 6g，葛根 3g，菊花 10g，百合 10g，月季花 5g。20 剂，从月经第 5 天开始服药。

二诊：2017 年 3 月 21 日。末次月经 2017 年 3 月 8 日，经前基础体温呈单相。药后睡眠、面色、大便均好转。舌暗，苔剥脱；脉沉弦滑。

处方：阿胶珠 12g，北沙参 12g，荷叶 10g，砂仁 5g，枸杞子 15g，当归 10g，月季花 6g，杜仲 10g，菟丝子 15g，丹参 10g，茯苓 10g，百合 10g，冬瓜皮 15g，泽兰 10g。7 剂。

三诊：2017 年 3 月 28 日。现基础体温呈不典型双相。近日自觉乳胀。

舌淡暗红；脉细滑。

处方：冬瓜皮15g，葛根3g，钩藤10g，茯苓10g，泽兰10g，月季花6g，青蒿6g，莲子心3g，当归10g，生甘草5g，百合10g，杜仲10g。7剂。

四诊：2017年4月17日。末次月经2017年4月1日，经期5天。现基础体温呈不典型上升趋势。面部色斑较前减轻。舌暗红；脉细滑。

处方：当归10g，菟丝子15g，玉竹10g，茯苓10g，杜仲10g，莲子心3g，青蒿6g，月季花6g，女贞子15g，三棱5g。7剂。

五诊：2017年4月25日。现基础体温呈不典型双相。舌绛淡暗；脉细滑。

处方：阿胶珠12g，太子参12g，当归10g，丝瓜络10g，玉竹10g，白术10g，茯苓10g，砂仁5g，川芎5g，茵陈10g，郁金6g，香附10g，杜仲10g。7剂。

六诊：2017年5月8日。末次月经2017年4月26日，经期5天，经前基础体温较前明显好转。现基础体温呈低温相。舌绛暗，苔剥脱；脉细滑有力。

处方：北沙参15g，太子参12g，当归10g，砂仁5g，茵陈10g，佩兰3g，泽兰10g，浙贝母10g，夏枯草10g，丹参10g，川续断15g，菟丝子15g，葛根3g，青蒿6g。7剂。

七诊：2017年5月16日。现基础体温呈单相波动。舌苔剥脱有明显恢复；脉细滑。

处方：北沙参15g，玉竹10g，知母5g，白术10g，当归10g，钩藤10g，葛根3g，夏枯草10g，红花5g，丹参10g，三棱10g，枸杞子15g，女贞子15g，荷叶10g。7剂。

八诊：2017年6月6日。末次月经2017年5月21日，经前基础体温呈不典型双相。舌苔白腻；脉细滑。

处方：枸杞子 15g，白术 10g，茵陈 10g，白扁豆 10g，当归 10g，杜仲 10g，丝瓜络 10g，月季花 6g，野菊花 12g，红花 6g，桃仁 10g，佩兰 3g。7 剂。

九诊：2017 年 6 月 27 日。末次月经 2017 年 6 月 14 日。现基础体温已上升。舌苔干；脉细滑。

处方：北沙参 15g，熟地黄 10g，石斛 10g，当归 10g，茜草 10g，月季花 6g，益母草 10g，钩藤 10g，女贞子 15g，川芎 5g，丝瓜络 10g，玉竹 10g，砂仁 3g，茯苓 10g。7 剂。

十诊：2017 年 7 月 4 日。现基础体温呈不典型双相，体温已下降，月经未来。舌暗红，苔薄白干；脉细滑。

处方：太子参 12g，川芎 5g，砂仁 3g，茵陈 12g，白扁豆 10g，丹参 10g，生麦芽 12g，女贞子 15g，牡丹皮 10g，玉竹 10g，菟丝子 15g。7 剂。

十一诊：2017 年 7 月 11 日。末次月经 2017 年 7 月 4 日，经前基础体温呈不典型双相。舌绛；脉细滑。

处方：北沙参 12g，茵陈 10g，白扁豆 10g，荷叶 10g，砂仁 6g，佩兰 3g，墨旱莲 10g，青蒿 6g，白芍药 10g，茜草炭 12g，椿皮 5g，当归 10g。7 剂。

十二诊：2017 年 7 月 26 日。末次月经 2017 年 7 月 4 日，经前基础体温呈不典型双相。舌苔黄；脉沉滑。

处方：车前子 10g，当归 10g，地骨皮 6g，泽兰 10g，月季花 6g，百合 10g，益母草 10g，菟丝子 12g，夏枯草 10g，三棱 6g。14 剂。

十三诊：2017 年 8 月 15 日。末次月经 2017 年 7 月 30 日，经前基础体温呈不典型双相。现基础体温呈低温相。舌暗，苔白干；脉细滑。

处方：当归 10g，黄精 6g，砂仁 6g，枳壳 6g，炒白芍 10g，荷叶 10g，陈皮 6g，丹参 10g，川芎 5g，生麦芽 12g，鱼腥草 10g，月季花 6g，瞿麦 6g，青蒿 6g，桃仁 10g。7 剂。

十四诊： 2017年8月22日。近日自觉乏力。现基础体温呈单相。舌绛；脉细滑。

处方：当归10g，川芎6g，葛根3g，月季花6g，石斛10g，女贞子12g，北沙参12g，茜草12g，路路通10g，红花10g，浙贝母10g，槐花5g。7剂。

十五诊： 2017年8月29日。末次月经2017年8月23日，经前基础体温呈单相波动。舌暗红；脉细滑。

处方：车前子10g，肉桂3g，牡丹皮10g，熟地黄10g，夏枯草10g，当归10g，茜草10g，青蒿6g，生麦芽12g，路路通10g，杜仲15g，菟丝子15g，莲子心3g，川续断15g，三棱10g。7剂。

十六诊： 2017年9月5日。经前基础体温呈单相波动。舌绛；脉细滑。

处方：当归10g，枳壳10g，白扁豆10g，茵陈10g，浙贝母6g，茯苓10g，夏枯草10g，柴胡3g，生麦芽10g，杜仲10g，菟丝子15g，车前子10g，苏木5g，三棱6g。7剂。

十七诊： 2017年9月12日。经前基础体温呈单相波动。舌暗；脉有明显滑象。

处方：太子参12g，枸杞子12g，当归10g，月季花6g，绿萼梅6g，墨旱莲10g，杜仲10g，菟丝子15g，乌药6g，茯苓10g，白术10g，钩藤10g，桔梗10g，青蒿6g，夏枯草10g，枳壳6g，玉竹10g。7剂。

十八诊： 2017年9月19日。末次月经2017年9月17日，经前基础体温呈不典型双相。舌暗；脉细滑数。

处方：菊花10g，茵陈10g，鱼腥草10g，桑枝10g，北沙参15g，青蒿6g，葛根3g，黄芩10g，莲子心3g，炒栀子5g，牡丹皮10g，车前子10g。7剂。

十九诊： 2017年9月26日。现基础体温呈不典型双相。舌胖大、质暗，苔薄白；脉细。

处方：北沙参15g，熟地黄10g，青蒿6g，白芍药10g，阿胶珠12g，莲子心3g，郁金6g，车前子10g，红花10g，砂仁5g，三棱10g，牡丹皮10g，女贞子15g。14剂。

二十诊：2017年10月10日。现基础体温呈上升趋势。舌绛；脉细滑。

处方：夏枯草12g，金银花10g，木蝴蝶3g，当归10g，茵陈10g，杏仁6g，阿胶珠12g，黄精10g，月季花6g，川续断15g，菟丝子15g，茯苓10g。7剂。忌酸敛。

二十一诊：2017年10月17日。末次月经2017年10月13日，经前基础体温呈不典型双相。舌暗红；脉细滑。2017年10月15日复查：FSH 6.70mIU/mL；LH 4.50mIU/mL；E_2 50.40pg/mL。

处方：北沙参12g，熟地黄10g，茵陈10g，白扁豆10g，川续断15g，青蒿5g，莲子心3g，椿皮6g，车前子10g，百合10g，菟丝子15g，当归10g，月季花6g。7剂。

二十二诊：2017年10月24日。经前基础体温均呈不典型双相。舌暗；脉沉滑有力。

处方：车前子10g，鱼腥草6g，桑叶10g，女贞子15g，砂仁5g，茵陈10g，杜仲10g，白扁豆10g，青蒿6g，丹参10g，丝瓜络10g，陈皮6g。7剂。

二十三诊：2017年10月31日。经前基础体温呈不典型双相。现基础体温波动。舌暗；脉沉细无力。

处方：当归10g，茜草12g，川芎5g，泽兰10g，玉竹10g，茵陈10g，茯苓10g，荷叶10g，牡丹皮10g，女贞子12g，熟地黄10g，绿萼梅6g，郁金6g，杜仲10g。7剂。

二十四诊：2017年11月20日。末次月经2017年11月7日，经前基础体温呈双相不稳定。舌暗；脉细滑。

处方：枸杞子15g，黄精10g，川芎5g，丝瓜络10g，浙贝母10g，砂仁 5g，当归 10g，冬瓜皮 15g，泽兰 5g，夏枯草 10g，桔梗 10g，川贝母 2g。7 剂。

【按语】本案辨证肝肾阴虚，治法养阴清热、补肾活血。首诊方药用北沙参为君，益气养阴清热；以百合、玉竹、浙贝母为臣，滋肺胃之阴，金水相生，补肺启肾。肝肾同源，肾阴不足亦可致肝阴亏虚，"肝无所属则急"，药用女贞子滋阴补肾，同时配伍白芍药、钩藤、菊花共奏清肝热、平肝阳之效，标本兼治。佐益母草、月季花、地骨皮，凉血清热活血，使补而不滞、补而不留瘀。首诊药后患者睡眠、面色、大便状况较前好转，提示前方有效。二诊时患者舌暗、苔剥脱，提示阴血仍亏，瘀血留滞之病机尚存。二诊方药用阿胶珠、北沙参为君，滋阴补血；以枸杞子、菟丝子、杜仲等为臣，补肾之阴阳。予当归、丹参、泽兰，加强补血化瘀之力。以荷叶、砂仁、冬瓜皮、茯苓，健脾祛湿化浊，补而不滞。此后诸诊皆续此法，患者舌苔剥脱之象较前明显好转，提示阴亏渐复。终患者月经规律，基础体温较前好转，脉见滑象，复查 FSH 6.70mIU/mL，提示卵巢储备功能改善。

案 2　文某，女，34 岁，已婚。初诊：2015 年 1 月 3 日。

主诉：未避孕未孕 4 年。

现病史：既往月经规律，周期 28 天，经期 5 ～ 6 天，经量中等。末次月经 2014 年 12 月 28 日，末前次月经 2014 年 12 月 2 日。现阴道干涩，偶有潮热汗出，失眠，纳可，二便调。舌淡；脉细弦。

孕产史：结婚 7 年，近 4 年未避孕未孕。2012 年促排卵治疗，取卵 1 个，未配成。2014 年 9 月、11 月自然周期分别取卵 1 个。

辅助检查：2014 年 4 月激素水平检查，FSH 9.03mIU/mL。2011 年行输卵管造影提示：左侧输卵管形态欠佳，右侧输卵管阻塞。

西医诊断：卵巢储备功能下降。

中医诊断：不孕症（脾肾不足，肝郁血虚）。

治法：健脾补肾，疏肝养血。

处方：阿胶珠 12g，北沙参 15g，荷梗 10g，川芎 5g，丝瓜络 10g，月季花 6g，当归 10g，桃仁 10g，槐花 5g，白术 10g，茯苓 10g，冬瓜皮 15g，菟丝子 15g。20 剂。

二诊：2015 年 3 月 7 日。末次月经 2015 年 2 月 19 日，末前次月经 2015 年 1 月 23 日，经前基础体温呈不典型双相。舌暗红；脉细滑。2015 年 1 月 26 日激素水平检查：FSH 36.30mIU/mL；LH 10.83mIU/mL；E_2 20.02pg/mL；PRL 9.22ng/mL；T 9.28ng/mL。

处方：太子参 12g，川芎 5g，桑寄生 15g，桃仁 10g，生甘草 6g，金银花 12g，百合 12g，月季花 6g，女贞子 15g，菟丝子 15g，郁金 6g，熟地黄 10g，冬瓜皮 15g，泽兰 10g。20 剂。

三诊：2015 年 4 月 18 日。末次月经 2015 年 4 月 13 日，末前次月经 2015 年 3 月 17 日，经前基础体温均呈不典型双相。舌暗；脉细滑。2015 年 4 月 16 日激素水平检查：FSH 19.23mIU/mL；LH 5.66mIU/mL；E_2 44.87 pg/mL。

处方：阿胶珠 12g，枳壳 10g，夏枯草 12g，郁金 6g，金银花 12g，太子参 12g，白术 10g，月季花 6g，冬瓜皮 15g，川楝子 6g，生甘草 6g，浙贝母 10g。20 剂。

四诊：2015 年 7 月 4 日。末次月经 2015 年 7 月 2 日，经前基础体温呈单相。末前次月经 2015 年 6 月 6 日。舌淡；脉细滑。2015 年 7 月 2 日激素水平检查：FSH 6.62mIU/mL；LH 9.61mIU/mL；E_2 196.35pg/mL。

处方：当归 10g，远志 5g，生甘草 5g，茵陈 12g，白术 10g，桂圆肉 12g，瞿麦 6g，川芎 5g，荔枝核 10g，柴胡 5g，墨旱莲 15g，冬瓜皮 15g，菟丝子 15g。20 剂。

五诊：2015 年 7 月 25 日。末次月经 2015 年 7 月 19 日，经前基础体温呈不典型双相。舌淡；脉细滑无力。

处方：砂仁 3g，太子参 12g，川芎 5g，当归 10g，荷叶 10g，茯苓 10g，菟丝子 15g，百合 12g，黄精 10g，川续断 15g，杜仲 10g，月季花 6g。20 剂。

基础体温见下图。

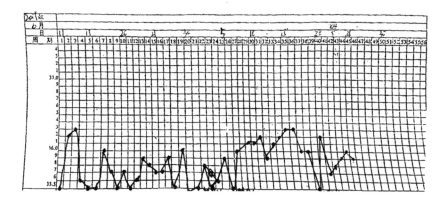

【按语】本案首诊辨证脾肾不足，肝郁血虚，治法健脾补肾、疏肝养血。首诊方以菟丝子、北沙参为君。菟丝子平补肝肾真阴，北沙参补益肺胃之阴，取金水相生之意。以荷梗、白术、茯苓、冬瓜皮健脾化湿；以阿胶珠、当归滋养阴血；以丝瓜络、月季花疏肝血、理肝气，清郁热；少佐川芎、桃仁活血化瘀。二诊时患者脉之弦象略减，提示肝气郁结之证减轻，治法可着重于补益肝肾之精。二诊用上方加女贞子、桑寄生等补益肝肾之阴，另佐生甘草、金银花，佐制诸药补益太过致实火内生。此后数诊方不离法，皆以补肾健脾疏肝为法施治，加减用药。

二、右侧子宫内膜异位囊肿术后致不孕案

叶某，女，已婚，31 岁。初诊：2015 年 1 月 10 日。

主诉：未避孕未孕 2 年。

现病史：既往月经规律，周期 26～27 天，经期 5～6 天，经量中等，痛经。2013 年 3 月因"右侧卵巢子宫内膜异位囊肿"行腹腔镜剥除术，术后予达菲林治疗 3 个月，之后未避孕未孕。备孕期间激素水平检查：FSH 14.00mIU/mL，后曾口服中药饮片治疗。末次月经 2014 年 12 月 25 日。现烦躁易怒，面部痤疮。纳可，眠佳，二便调。舌苔厚；脉细滑。

孕产史：患者未避孕未孕 2 年。无孕产史。

辅助检查：2014 年 11 月激素水平检查，FSH 13.73mIU/mL；LH 5.52mIU/mL；E_2 41.20pg/mL。2014 年 6 月 B 超检查：子宫三径 5.4cm× 5.1cm×4.6cm；子宫内膜厚度 1.6cm。

西医诊断：不孕症；卵巢储备功能下降。

中医诊断：不孕症（阴虚内热，湿阻冲任）。

治法：清热利湿，养血填冲。

处方：旋覆花 10g，砂仁 5g，夏枯草 10g，荷叶 10g，佩兰 6g，桔梗 10g，浙贝母 10g，丹参 10g，茵陈 10g，陈皮 10g，茯苓 10g，生甘草 5g，月季花 6g，川芎 5g。20 剂。

二诊：2015 年 3 月 21 日。末次月经 2015 年 3 月 6 日，经前基础体温呈不典型双相。舌红；脉细滑。

处方：北沙参 15g，丹参 10g，熟地黄 10g，地骨皮 10g，苦参 6g，玉竹 10g，钩藤 15g，夏枯草 12g，槐花 6g，佩兰 3g，茜草 12g，车前子 10g，丝瓜络 15g，生甘草 5g，丹参 10g。20 剂。

基础体温见下图。

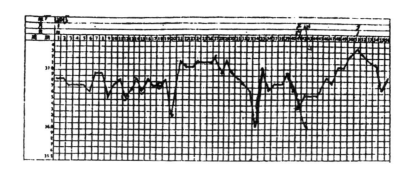

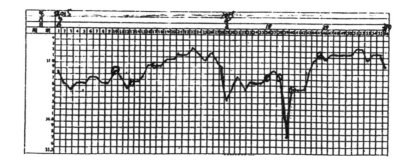

三诊：2015 年 5 月 23 日。末次月经 2015 年 5 月 1 日。现基础体温典型上升。舌暗红；脉细滑。

处方：太子参 12g，黄精 10g，郁金 6g，玉竹 10g，茯苓 10g，白术 10g，川续断 15g，菟丝子 10g，生麦芽 12g，川芎 5g。20 剂。

基础体温见下图。

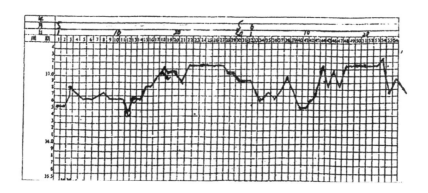

四诊：2015年6月27日。末次月经2015年6月26日，末前次月经2015年5月29日，经前基础体温呈不典型双相。舌绛；脉细滑。2015年5月31日激素水平检查：FSH 11.5 7mIU/mL；LH 5.12mIU/mL；E_2 33.56pg/mL；T 40.91ng/mL；PRL 14.27ng/mL。

处方：北沙参15g，柴胡5g，茜草炭12g，瞿麦6g，金银花10g，玉竹10g，丝瓜络15g，白芍药10g，生甘草6g，女贞子10g，桑椹10g，墨旱莲15g，当归10g，浙贝母10g，三棱5g。20剂。

基础体温见下图。

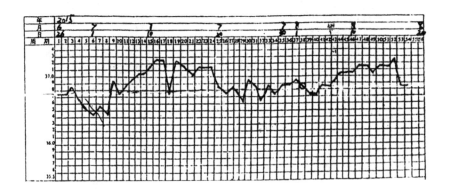

五诊：2015年7月25日。末次月经2015年7月21日，经前基础体温呈不典型双相。面色萎黄。舌暗；脉细滑。

处方：北沙参20g，丝瓜络15g，桃仁10g，石斛10g，生麦芽12g，月季花6g，熟地黄10g，丹参10g，茜草12g，夏枯草12g，白扁豆10g，金银花12g。20剂。

基础体温见下图。

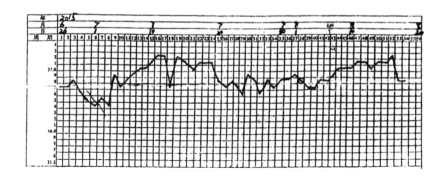

六诊：2015年8月29日。末次月经2015年8月18日，经前基础体温呈不典型双相。面部痤疮。舌淡；脉细滑无力。

处方：车前子10g，白茅根12g，桔梗10g，川芎5g，女贞子15g，夏枯草10g，浙贝母10g，桃仁10g，熟地黄10g，瞿麦6g，杜仲10g，泽兰10g，川续断15g，金银花10g。20剂。

基础体温见下图。

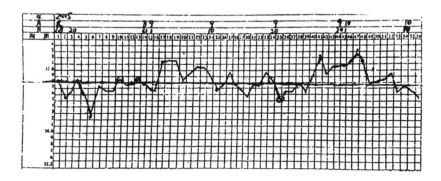

七诊：2015年9月26日。末次月经2015年9月11日，经前基础体温呈不典型双相，经量中等。舌绛红；脉细滑。

处方：枸杞子15g，丹参10g，玉竹10g，川芎5g，月季花6g，石斛10g，金银花12g，桑叶10g，莲子心3g，瞿麦6g，川续断15g，百合12g。20剂。

基础体温见下图。

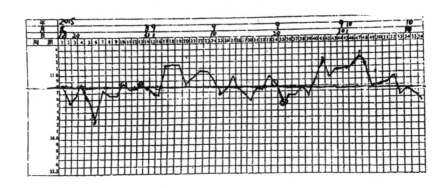

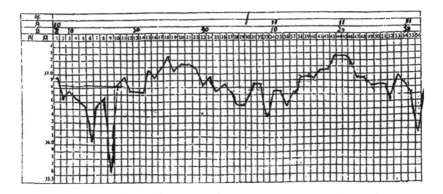

八诊：2015 年 11 月 7 日。末次月经 2015 年 11 月 1 日，末前次月经 2015 年 10 月 8 日，经前基础体温均呈不典型双相，经量中等。舌绛红；脉细滑。

处方：车前子 10g，鱼腥草 15g，桃仁 10g，百合 10g，桂枝 10g，茵陈 12g，苏木 10g，牡丹皮 10g，芦根 12g，青蒿 6g，黄芩 6g，茜草 12g，月季花 6g，枸杞子 15g。20 剂。

基础体温见下图。

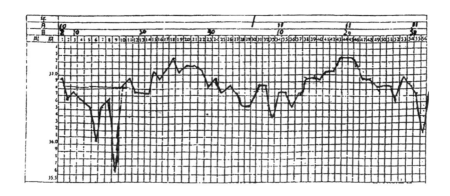

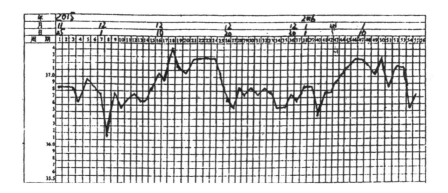

九诊：2015年12月12日。末次月经2015年11月25日。现基础体温上升。舌红；脉细滑。

处方：金银花10g，青蒿6g，芦根12g，女贞子15g，玉竹10g，生麦芽12g，荷叶10g，桃仁10g，山茱萸10g，瞿麦6g，土茯苓12g，川续断15g，桑寄生15g。7剂。

基础体温见下图。

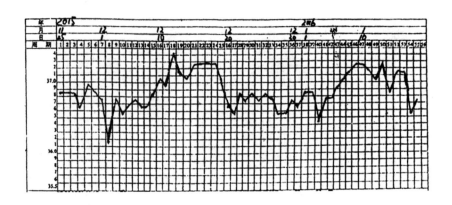

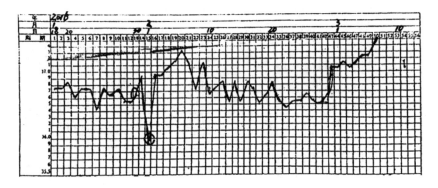

十诊：2016 年 1 月 23 日。末次月经 2016 年 1 月 18 日，末前次月经 2015 年 12 月 22 日，经前基础体温均呈不典型双相。舌暗红；脉细滑。

处方：北沙参 15g，丹参 10g，玉竹 10g，太子参 12g，阿胶珠 12g，莲子心 3g，芦根 10g，女贞子 15g，菊花 10g，青蒿 6g，葛根 3g，夏枯草 10g，月季花 6g，桑寄生 15g，瞿麦 6g。20 剂。

基础体温见下图。

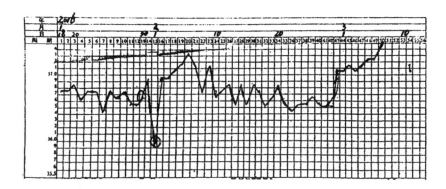

十一诊：2016 年 3 月 5 日。末次月经 2016 年 2 月 13 日，经前基础体温呈不典型双相。现基础体温上升。舌绛；脉细滑。

处方：北沙参 15g，白芍药 10g，地骨皮 10g，茵陈 12g，墨旱莲 15g，丝瓜络 15g，丹参 10g，鱼腥草 15g，石斛 10g，熟地黄 10g，荷梗 10g，柴胡 5g。20 剂。

基础体温见下图。

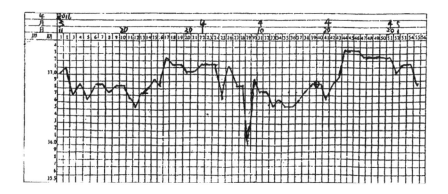

十二诊：2016 年 4 月 23 日。末次月经 2016 年 4 月 6 日，经前基础体温呈不典型双相。末前次月经 2016 年 3 月 11 日。现基础体温有上升。舌绛红、苔心少苔；脉细滑。2016 年 3 月 12 日激素水平检查：FSH 6.56mIU/mL；LH 6.31mIU/mL；E_2 12.40pg/mL；T 0.93nmol/L；PRL 20.23μg/L。

处方：阿胶珠 12g，枸杞子 15g，太子参 12g，茵陈 12g，荷叶 10g，茯苓 10g，砂仁 3g，菟丝子 15g，黄精 10g，白术 10g，郁金 6g，桂圆肉 10g，墨旱莲 15g。20 剂。

基础体温见下图。

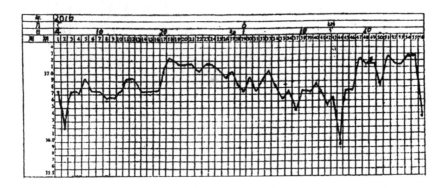

十三诊： 2016 年 6 月 4 日。末次月经 2016 年 5 月 31 日，经前基础体温呈不典型双相。舌暗；脉细滑。

处方：太子参 12g，川芎 5g，茵陈 10g，玉竹 10g，当归 10g，浙贝母 10g，女贞子 15g，枸杞子 15g，郁金 6g，菟丝子 15g，牡丹皮 10g，地骨皮 10g，桑叶 10g，甘草 5g。20 剂。

基础体温见下图。

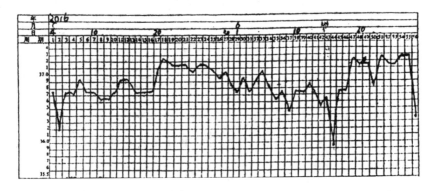

十四诊： 2016 年 7 月 2 日。末次月经 2016 年 6 月 1 日。现基础体温

上升后稳定。舌体胖大，苔黄薄；脉沉细滑。2016 年 7 月 1 日查 β-HCG：621.38mIU/mL。

处方：覆盆子 15g，莲须 5g，侧柏炭 15g，荷叶 10g，枸杞子 15g，莲子心 3g，菟丝子 15g，北沙参 15g，山药 15g，苎麻根 10g，白术 10g，生甘草 6g。14 剂。

2017 年 7 月随访，患者顺产一健康女婴。

【按语】本案证属阴虚内热、湿阻冲任。首诊治法侧重利湿化浊、养血填冲。方以旋覆花为君，化痰、行水、降气。砂仁、佩兰助君药共行理气利湿化浊之效；陈皮、茯苓、生甘草健脾祛湿；湿郁日久化热，以夏枯草、荷叶清火利湿，桔梗、浙贝母清肺散结、调理气机。以上诸药共为臣。以月季花、丹参、川芎为佐，通利痰浊之瘀滞。全方重在利湿化浊。依此法数诊后，患者卵巢功能恢复，卵子质量逐渐提高，成功受孕。

三、卵巢储备功能下降致复发性流产案

王某，38 岁，已婚。初诊：2014 年 6 月 28 日。

主诉：不良孕史 3 次。

现病史：14 岁初潮，既往月经规律，周期 25 天，经期 5 天，经量中等，无痛经。末次月经 2014 年 6 月 28 日。末前次月经 2014 年 6 月 2 日。眠欠安，二便调。舌淡；脉细滑数。

孕产史：2008 年孕 2 个月胎停育，自然流产，未行清宫术。2012 年 8 月生化妊娠 1 次。2013 年 9 月行 IVF-ET，取卵 1 个，配成 1 个，移植。2014 年 2 月孕 20 周胎停育，行引产术，查胚胎染色体异常（47，XX+16）。2011 年 5 月因不孕行宫腹腔镜联合检查示盆腔粘连、子宫肌瘤。术中见双侧输卵管通畅。

辅助检查：2013 年 11 月 13 日（月经第 2 天）激素水平检查，

FSH 15.02mIU/mL；LH 4.00mIU/mL；E$_2$ 129.25pg/mL；PRL 46.68ng/mL；T 0.30ng/mL。2013 年 10 月 7 日 B 超 检 查：子宫三径 6.1cm×5.3cm×4.5cm；宫颈长 3.2cm；子宫内膜厚度 0.71cm；子宫肌瘤 3 ～ 4 个，较大者 1.2cm×0.8cm；左卵巢大小 3.3cm×2.4cm，右卵巢大小 3.0cm×1.7cm。

西医诊断：复发性流产；卵巢储备功能降低。

中医诊断：滑胎（脾肾不足，冲任不固）。

治法：补肾健脾。

处方：生牡蛎 20g，首乌 10g，太子参 15g，枸杞子 15g，覆盆子 15g，白术 10g，山药 15g，夏枯草 12g，桃仁 10g，桂圆肉 10g，当归 10g，益母草 10g，百合 12g，杜仲 10g。20 剂。

基础体温见下图。

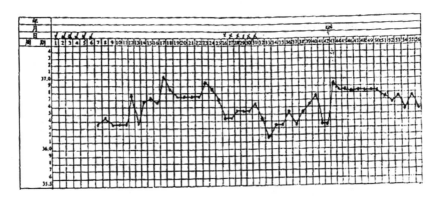

二诊：2014 年 8 月 2 日。舌淡，脉细滑。2014 年 6 月 30 日激素水平检查：FSH 20.65mIU/mL；LH 6.37mIU/mL；E$_2$ 5.80pg/mL。后予妈富隆治疗至今。

处方：枸杞子 15g，太子参 12g，茵陈 10g，白术 10g，茯苓 10g，月季花 6g，桂圆肉 15g，冬瓜皮 15g，广木香 3g，杜仲 10g，川芎 5g，地骨皮 10g。20 剂。

三诊：2014年9月20日。末次月经2014年9月16日。2014年8月22日开始进入IVF周期。舌淡；脉沉滑。

处方：当归10g，太子参12g，枸杞子10g，女贞子15g，白术10g，月季花6g，夏枯草10g，益母草10g，鱼腥草10g，川续断15g，桑寄生15g。7剂。从月经第5天开始服药。

基础体温见下图。

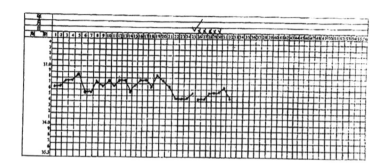

四诊：2014年12月6日。2014年11月予HMG诱导排卵失败。末次月经2014年12月4日。舌淡、舌体胖大；脉细滑。

处方：太子参12g，蛇床子3g，阿胶珠12g，桂圆肉10g，白术10g，川续断15g，茯苓10g，杜仲10g，桂枝3g，月季花6g，茵陈12g，桑寄生15g。20剂。

基础体温见下图。

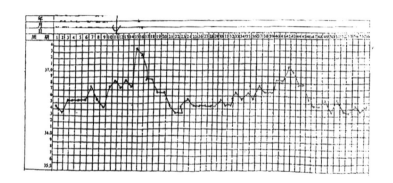

五诊：2015 年 2 月 7 日。末次月经 2015 年 1 月 21 日，经前基础体温呈不典型双相。现基础体温呈低温相。舌淡暗；脉细滑数。

处方：太子参 12g，夏枯草 12g，桂圆肉 12g，川续断 15g，熟地黄 10g，当归 10g，茵陈 12g，茯苓 10g，郁金 6g，白术 10g，阿胶珠 12g，菟丝子 15g，杜仲 10g，川芎 5g。20 剂。

六诊：2015 年 3 月 7 日。末次月经 2015 年 2 月 19 日，经前基础体温呈不典型双相。舌暗、质嫩；脉沉滑数。

处方：阿胶珠 12g，川芎 5g，广木香 3g，丝瓜络 15g，冬瓜皮 30g，芦根 12g，陈皮 6g，杜仲 10g，菟丝子 20g，乌药 6g，木蝴蝶 3g，浙贝母 10g，三棱 10g。20 剂。

基础体温见下图。

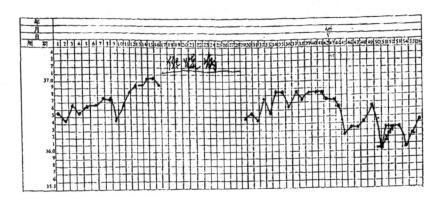

七诊：2015 年 4 月 18 日。末次月经 2015 年 4 月 11 日，末前次月经 2015 年 3 月 17 日，经前基础体温均呈不典型双相。舌淡；脉细滑。

处方：车前子 10g，阿胶珠 12g，桂圆肉 12g，太子参 12g，当归 10g，川芎 5g，枳壳 10g，茵陈 12g，茯苓 10g，月季花 6g，大腹皮 10g，生甘草 6g，香附 10g，白术 10g，桑寄生 15g。7 剂。

基础体温见下图。

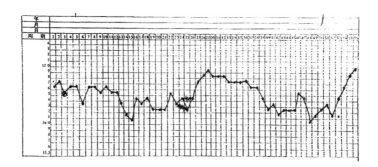

八诊：2015 年 6 月 6 日。末次月经 2015 年 6 月 5 日，末前次月经 2015 年 5 月 7 日，经前基础体温均近典型双相，经量较前增多。舌暗；脉沉滑。

处方：当归 10g，桂圆肉 12g，熟地黄 10g，枳壳 10g，蛇床子 3g，白术 10g，茯苓 10g，墨旱莲 12g，阿胶珠 12g，杜仲 10g，女贞子 15g。20 剂。

基础体温见下图。

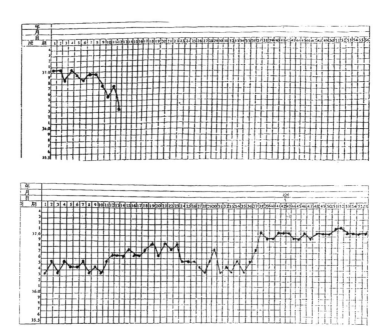

九诊：2015 年 8 月 1 日。末次月经 2015 年 6 月 30 日。自然周期取卵后于 2015 年 7 月 14 日移植，现基础体温持续上升后稳定。舌质暗、舌体胖大；脉沉滑稍数。2015 年 7 月 29 日查 β-HCG 768.74mIU/mL；P 40.00ng/mL；E_2 944.70pg/mL。

处方：菟丝子 15g，黄芩炭 10g，荷叶 10g，茯苓 10g，苎麻根 10g，芦根 10g，侧柏炭 15g，白术 10g，椿皮 6g，莲须 5g，陈皮 6g，覆盆子 15g。14 剂。

十诊：2015 年 8 月 5 日。现基础体温稳定，无腹痛及阴道出血。舌暗，苔白干；脉沉滑，左脉沉滑有力。2015 年 8 月 5 日查 HCG 21872.00mIU/mL；P > 40.00ng/mL；E_2 817.33pg/mL。

处方：覆盆子 12g，枸杞子 15g，白术 10g，苎麻根 10g，芦根 10g，莲须 5g，侧柏炭 15g，椿皮 5g，菟丝子 15g，玉竹 10g，地骨皮 10g。14 剂。

【按语】本案辨证脾肾不足，冲任不固，治法补肾健脾。首诊方以枸杞子、覆盆子、何首乌、生牡蛎补肾养血固冲，佐少量杜仲补肝肾固冲任；药用太子参、山药、白术培补中土，以后天滋养先天；药用桂圆肉、百合助君药养阴血；药用当归、桃仁、益母草活血养血，动静结合。二、三诊继以补肾健脾为法，另少佐茵陈、木香，清中焦蕴热、理中焦之气，佐制桂圆肉等益阴血之品滋腻之性。四诊用方少佐蛇床子、桂枝温通血脉，促血液运行，期待促进自发排卵。六诊时值排卵前期，舌暗，提示存在血瘀之兼证。六诊用方较五诊方更重加强理气活血通经脉之力，一则活血祛瘀滞，一则促进排卵。至九诊，患者经自然周期取卵成功妊娠，孕后舌胖大、质暗，脉沉滑稍数，提示仍存在脾肾不足、湿蕴化热。治法补肾健脾，清热安胎。药用菟丝子、白术、茯苓等健脾补肾安胎，少佐莲须、黄芩炭、椿皮等清热固冲安胎，防气血下聚胞中养胎，胎元过热，扰动血海。十诊时患者基础体温稳定，HCG 翻倍及孕酮、雌激素水平正常，脉沉滑，左脉有力，提示冲任渐固。舌苔干，考虑气血下聚养胎，胎热熏蒸而上炎，中焦胃阴不足，故方中佐芦根以滋胃阴。

四、卵巢储备功能下降经治妊娠案

孟某，38岁，已婚。初诊：2013年10月14日。

主诉：间断闭经2年。

现病史：15岁初潮，周期27～28天一行，经期3～4天，经量可。2009年5月带环妊娠，人流术后月经量少、月经后错渐至闭经。自诉平素精神压力大，情绪状态不佳，曾在当地医院接受中药治疗。2012年5月至2013年2月间每月月经量极少，点滴即止。末次月经2013年2月，之后月经未再至，于当地医院接受中药治疗无效。既往无其他病史。舌淡红；脉细滑。

孕产史：结婚15年，妊娠5次，人流4次，末次人流2009年5月。2001年3月顺产1女孩，后放置避孕环避孕。2009年5月带环妊娠，后人工流产。

辅助检查：2013年11月29日激素水平检查：FSH 15.17mIU/mL；LH 19.54mIU/mL；E_2 268.76pg/mL；P 2.09ng/mL；T 0.4μg/L。2013年11月27日B超检查：子宫三径4.1cm×4.4cm×2.7cm；子宫内膜厚度0.6cm；右卵巢2.0cm×0.8cm，左卵巢3.9cm×1.7cm；少量盆腔积液。

西医诊断：闭经；卵巢储备功能降低。

中医诊断：闭经（肝肾阴虚）。

治法：滋补肝肾。

处方：北沙参15g，首乌10g，女贞子15g，生甘草5g，莲子心3g，钩藤10g，墨旱莲12g，月季花6g，桃仁10g，红花5g，蛇床子3g，阿胶珠12g，牡丹皮10g，赤芍药6g，香附10g。40剂。

二诊：2014年2月8日。基础体温上升20天后查尿酶免阳性。近日未测基础体温。舌淡，苔厚腻；脉细滑。2014年1月29日检查：P 29.50ng/mL。2014年2月3日检查：P 30.10ng/mL。2014年1月23日B超检查：宫内胎囊2.6cm×1.2cm，可见胎芽胎心。

处方：覆盆子15g，苎麻根6g，百合10g，黄芩炭6g，茯苓10g，白术10g，侧柏炭15g，菟丝子15g，莲须5g，荷叶10g，椿皮6g，地骨皮10g。40剂。

三诊：2015年4月18日。2014年9月12日剖宫产一健康女婴，哺乳7个月。末次月经2014年12月，现闭经5个月。舌淡暗红；脉沉细无力。2015年4月14日激素水平检查：FSH 71.22mIU/mL；LH 44.38mIU/mL；E_2 10.20pg/mL。2015年2月3日B超检查：子宫三径4.1cm×3.8cm×3.0cm；子宫内膜厚度0.57cm；右卵巢2.0cm×0.8cm，左卵巢2.3cm×1.1cm。

处方：阿胶珠12g，地骨皮10g，月季花6g，莲子心3g，金银花12g，丝瓜络15g，丹参10g，桃仁10g，鱼腥草15g，绿萼梅6g，熟地黄10g，女贞子15g，生甘草6g。40剂。

四诊：2015年6月6日。闭经。时有带下，基础体温呈单相。舌暗红；脉细滑。

处方：阿胶珠12g，石斛10g，玉竹10g，白术10g，川续断15g，荷叶10g，青蒿6g，桃仁10g，槐花5g，芦根12g，茜草12g，月季花6g，女贞子15g，杜仲10g。40剂。

五诊：2015年8月8日。末次月经2015年7月27日，经前基础体温呈不典型双相，经期3天，经量中等。末前次月经2015年6月17日，淋漓10天。现基础体温有上升趋势。舌淡暗，苔薄白；脉细滑。2015年6月16日激素水平检查：FSH 14.36mIU/mL；LH 11.75mIU/mL；E_2 162.10pg/mL。2015年7月28日激素水平检查：FSH 9.19mIU/mL；LH

4.17mIU/mL；E_2 523.80pg/mL。

处方：当归 10g，茯苓 10g，川续断 15g，白术 10g，枳壳 10g，黄精 10g，菟丝子 20g，丹参 10g，柴胡 5g，浙贝母 10g。30 剂。

【按语】本案辨证肝肾阴虚，治法滋补肝肾。首诊方以北沙参、墨旱莲、女贞子滋补肾阴；以阿胶珠、首乌养血，助经血化生之源；以桃仁、红花、牡丹皮、赤芍药、香附活血化瘀；以钩藤平肝，月季花疏肝；滋阴同时少佐蛇床子温补肾阳；以莲子心宁心安神；生甘草清热。二诊时患者妊娠，结合既往病史，舌苔厚腻，辨证肾虚兼有湿热。二诊方用覆盆子、菟丝子补肾阳；百合滋肾阴；地骨皮清虚热；茯苓、白术健脾益气，运化水湿；侧柏炭、黄芩炭、苎麻根、莲须、荷叶、椿皮清热凉血，固冲安胎。三诊时患者产后 9 月（哺乳 7 个月）闭经、FSH ＞ 40.00mIU/mL，诊断卵巢早衰。患者本肝肾不足，冲脉亏虚，又产后气血亏虚，再伤肾气。脉沉细无力亦为气血亏虚所致，舌暗红为血瘀之象。三诊方药用阿胶珠、熟地黄滋补阴血；丹参、桃仁养血活血，使补而不滞；阴血虚易生内热，药用女贞子、地骨皮滋阴清热；月季花、绿萼梅疏肝解郁；莲子心宁心安神；金银花、丝瓜络、生甘草、鱼腥草清热泻火。四诊时患者诉时有带下，但基础体温仍呈单相，判断当时虽未排卵，但阴血已有一定程度恢复。四诊方在前方基础上加用杜仲、川续断温补肾阳助阴血化生，促进卵泡生长。五诊时患者月经来潮，FSH 9.19mIU/mL；提示经治疗肾气渐盛，卵巢功能逐渐恢复。此时已近排卵期，以菟丝子、川续断温补肾阳促卵泡生长；以黄精、当归、丹参养血活血；以茯苓、白术健脾益气；以柴胡疏肝，枳壳行气，浙贝母散结，使诸药补而不滞。

第二章

卵巢早衰验案

2

一、脊柱裂手术后卵巢早衰案

赵某，女，25岁，未婚。初诊：2014年4月15日。

主诉：闭经8个月。

现病史：13岁初潮，既往月经规律，周期30天一行，经期4～5天，经量中等，痛经。诉曾于2012年7月行脊柱裂手术，术后经期后错，渐至闭经。末次月经2013年8月5日。2013年9月开始出现潮热出汗症状。现闭经8个月。带下无，二便调。舌暗红，苔白稍干；脉细滑。

孕产史：未婚，否认性生活史。

辅助检查：2014年3月25日激素水平检查：FSH 160.56mIU/mL；LH 81.50mIU/mL；E_2 11.56pg/mL；T 49.00ng/dL。2014年4月3日B超检查：子宫三径4.0cm×3.3cm×2.6cm；子宫内膜厚度0.7cm；右卵巢2.6cm×1.6cm，左卵巢2.3cm×1.7cm。

西医诊断：卵巢早衰。

中医诊断：闭经（阴虚内热兼有血瘀）。

治法：养阴清热，活血化瘀。

处方：北沙参15g，丹参10g，石斛10g，瞿麦5g，泽兰5g，生麦芽10g，丝瓜络10g，茜草10g，土茯苓15g，槐花5g，生甘草5g，女贞子15g，三七粉3g（冲服）。30剂。

二诊：2014年6月10日。现基础体温呈单相波动。潮热汗出症状减轻，带下无，二便调。舌苔黄；脉细滑。

处方：柴胡5g，荷叶10g，茵陈10g，砂仁6g，石斛10g，藿香6g，丹参10g，茜草10g，月季花10g，泽兰10g，百合10g，女贞子15g，枳壳10g，生甘草6g。30剂。

三诊：2014年7月20日。末次月经2014年7月16日，经期6天，经前基础体温呈单相波动。舌暗；脉细滑。

处方：太子参 12g，女贞子 15g，泽兰 10g，川续断 15g，白术 10g，荷叶 12g，当归 10g，枳壳 10g，合欢皮 12g，北沙参 15g，泽泻 10g，菟丝子 15g，生甘草 5g。20 剂。

四诊：2014 年 10 月 14 日。末次月经 2014 年 9 月 15 日，经前基础体温呈单相波动。末前次月经 2014 年 7 月 16 日。现基础体温呈单相偏低温。近日带下增多。舌暗；脉细滑。

处方：当归 10g，川续断 15g，生甘草 6g，熟地黄 10g，川芎 5g，桃仁 10g，月季花 6g，菟丝子 15g，茜草 12g，桑枝 10g，萆薢 10g，桂圆肉 12g，北沙参 15g，三七粉 3g（冲服）。30 剂。

五诊：2014 年 12 月 2 日。末次月经 2014 年 9 月 25 日，经量少。现基础体温呈单相波动。舌暗；脉细滑。

处方：当归 10g，熟地黄 10g，阿胶珠 12g，丝瓜络 10g，杜仲 10g，益智仁 10g，茜草 12g，茯苓 10g，黄精 10g，生甘草 5g，月季花 6g，川芎 5g，百合 10g，桃仁 10g。20 剂。

六诊：2015 年 1 月 11 日。基础体温呈单相波动。带下无，大便稍干。舌淡红，苔白腻；脉细滑。

处方：旋覆花 10g，桃仁 10g，茵陈 12g，白术 10g，薏苡仁 15g，杜仲 10g，瞿麦 6g，大腹皮 10g，莱菔子 10g，冬瓜皮 15g，茯苓 10g，延胡索 10g，茜草 12g，地骨皮 10g。20 剂。

七诊：2015 年 3 月 24 日。基础体温呈单相波动。舌体胖大，苔腻；脉细滑。2015 年 2 月激素水平检查：FSH 165.00mIU/mL；LH 51.00mIU/mL；E_2 41.00pg/mL；T 49.00ng/dL。

处方：当归 10g，阿胶珠 12g，丹参 10g，茜草 10g，月季花 6g，川芎 5g，丝瓜络 10g，郁金 6g，杜仲 10g，槐花 6g，太子参 12g，生麦芽 12g，路路通 10g。30 剂。

八诊：2015 年 5 月 5 日。基础体温呈单相波动。带下无，二便调。舌质暗、舌体胖大；脉细滑。2015 年 5 月 1 日激素水平检查：FSH 119.00mIU/mL；LH 52.00mIU/mL；E$_2$ 30.00pg/mL。

处方：太子参 12g，当归 10g，首乌藤 12g，丝瓜络 10g，黄精 10g，菟丝子 15g，阿胶珠 12g，路路通 10g，乌药 6g，夏枯草 10g，浙贝母 10g，女贞子 15g，益智仁 12g，桃仁 10g，川芎 5g。30 剂。

九诊：2015 年 6 月 16 日。末次月经 2015 年 6 月 6 日，经前基础体温呈单相波动。舌淡暗；脉沉细滑。2015 年 6 月 11 日（月经第 6 天）激素水平检查：FSH 70.70mIU/mL；LH 38.53mIU/mL；E$_2$ 83.24pg/mL；T 47.14ng/dL。

处方：阿胶珠 12g，丝瓜络 10g，月季花 6g，川芎 5g，桑枝 10g，夏枯草 10g，浙贝母 10g，生麦芽 12g，丹参 10g，郁金 6g，桃仁 10g，瞿麦 6g。30 剂。

十诊：2015 年 7 月 20 日。现基础体温呈单相波动。舌质暗、舌体胖大；脉细滑。

处方：柴胡 3g，白术 10g，茯苓 10g，川续断 15g，桃仁 10g，夏枯草 10g，月季花 6g，红花 5g，车前子 10g，当归 10g，佩兰 3g，川芎 5g。30 剂。

十一诊：2015 年 9 月 22 日。基础体温呈单相波动。舌淡；脉细滑。

处方：太子参 12g，肉桂 3g，熟地黄 10g，白术 10g，茯苓 12g，桔梗 12g，砂仁 5g，川续断 15g，大腹皮 12g，女贞子 15g，杜仲 12g，菟丝子 15g。30 剂。

十二诊：2015 年 12 月 15 日。基础体温呈单相波动，带下无。走路左足内翻。舌淡；脉细滑。

处方：当归 10g，川芎 5g，浙贝母 10g，茵陈 12g，枳壳 10g，桑枝 10g，月季花 6g，夏枯草 12g，三七粉 3g（冲服），瞿麦 6g，薏苡仁 15g，菟丝子 15g，佩兰 5g，槐花 6g。30 剂。

十三诊：2016 年 2 月 10 日。基础体温呈单相波动。近期多梦。舌暗、质嫩，舌体胖大，苔白；脉细滑。

处方：当归 10g，熟地黄 10g，生麦芽 12g，钩藤 15g，葛根 6g，续断 10g，杜仲 10g，桑寄生 15g，茜草炭 12g，月季花 6g，炒白芍 10g，三七粉 3g（冲服），桑枝 10g，浙贝母 10g。20 剂。

【按语】本案用药特点：①补肾多选杜仲、桑寄生、川续断等走动之性较强之药，入肾经而走下，补而不滞，走而不守；少用枸杞子、覆盆子、白芍药等敛阴滋腻之药，避免敛邪、阻碍气血运行。②补肾兼顾活血化瘀，多用三七粉、茜草。③以浙贝母苦寒之性、辛散之气，除热、泄降、散结，通调气机。肺气泄降，气血运行正常，金水相生，保肾阴、助肾水。④葛根走督脉，引诸药上行，促诸药发挥功效。⑤生麦芽甘平，归脾胃经，促进脾胃功能恢复正常，气血生化之源得以充盛；脾土正常，有助肝气条达，经血得通。⑥钩藤甘苦微寒，入心肝二经，清热平肝、清心肝郁火。

二、卵巢早衰合并重症肌无力经治妊娠案

刘某，女，35 岁，已婚。初诊：2016 年 3 月 5 日。

主诉：闭经 3 个月。

现病史：既往月经周期 20～33 天，经期 5～6 天，经量中等，无痛经。21 岁时发病重症肌无力，眼肌不张症。曾因呼吸困难行气管切开手术，诊断"混合性细胞型胸腺瘤"，行胸部手术，术后予 MTX 治疗，后曾服磷酸胺、溴吡斯的明治疗，现已停药 3 年。停药后月经基本正常。2015 年 12 月无明显诱因停经。现服克龄蒙治疗中。纳可，大便调。舌淡，苔白；脉细滑。自诉高中时注射"白喉"等疫苗后发热 1 周，体温最高 38.5℃，

血象不高。而后逐渐出现体重下降（18 岁体重 69kg，21 岁体重 54kg）。

孕产史：无孕产史。

辅助检查：2016 年 2 月 22 日激素水平检查，FSH 117.17mIU/mL；LH 57.29mIU/mL；E_2 8.20pg/mL；T 16.00ng/dL；PRL 5.95ng/mL。2016 年 2 月 29 日 B 超检查：子宫三径 3.5cm×3.9cm×2.6cm；子宫内膜厚度 0.3cm；右卵巢 1.7cm×0.7cm，左卵巢未探及。

西医诊断：卵巢早衰。

中医诊断：闭经（脾肾不足）。

治法：健脾补肾。

处方：当归 10g，茯苓 10g，郁金 6g，菟丝子 15g，夏枯草 10g，桃仁 10g，生麦芽 15g，月季花 6g，百合 10g，金银花 10g，生甘草 5g，女贞子 15g。7 剂。

二诊：2016 年 5 月 31 日。首诊后已停服克龄蒙。末次月经 2016 年 5 月 6 日，经期 7 天，经量少，经前基础体温呈单相。舌淡，苔黄；脉细滑无力。

处方：柴胡 5g，丹参 10g，当归 10g，茵陈 10g，月季花 6g，绿萼梅 6g，生麦芽 12g，钩藤 10g，川芎 5g，菟丝子 15g。7 剂。

三诊：2016 年 8 月 23 日。末次月经 2016 年 8 月 16 日，经期 4 天，经量少，经前基础体温呈不典型双相。末前次月经 2016 年 7 月 10 日，经期 5 天，经前基础体温呈单相。脱发明显好转，大便 2～3 日一行。舌暗、质嫩；脉细滑数。

处方：北沙参 15g，太子参 12g，茯苓 10g，荷叶 10g，砂仁 6g，茵陈 10g，金银花 10g，生甘草 5g，川芎 5g，桑枝 15g，郁金 6g，瓜蒌皮 12g，桃仁 10g，女贞子 10g。7 剂。

四诊：2016 年 12 月 5 日。末次月经 2016 年 12 月 1 日，经前基础体温呈单相波动。末前次月经 2016 年 9 月 27 日。舌淡、质嫩；脉细滑。

2016 年 11 月 25 日激素水平检查：FSH 36.47mIU/mL；LH 44.67mIU/mL；E$_2$ 134.57pg/mL；T 49.14ng/dL。

处方：菟丝子 15g，桃仁 10g，当归 10g，茵陈 12g，茯苓 10g，白术 10g，郁金 6g，茜草 12g，黄精 10g，丝瓜络 15g，生甘草 6g，枳壳 10g。7 剂。

五诊：2017 年 4 月 11 日。末次月经 2017 年 3 月 16 日，经期 6 天，诉经量较前增多，经前基础体温呈不典型双相。现手足温。基础体温呈高温相。舌淡暗、质嫩，舌体胖大，苔白干；脉细滑数。

处方：阿胶珠 12g，当归 10g，茯苓 10g，砂仁 5g，广木香 3g，茜草 10g，青蒿 6g，月季花 6g，川续断 15g，菟丝子 15g，冬瓜皮 15g，川芎 5g。7 剂。

六诊：2017 年 4 月 17 日。2017 年 4 月 15 日停经 30 天查血 HCG 4092.00mIU/mL，证实妊娠。现时感左下腹隐痛，无阴道出血。舌暗，苔白；脉沉滑。

处方：覆盆子 15g，侧柏炭 12g，椿皮 6g，苎麻根 10g，白术 10g，枸杞子 15g，莲须 5g，莲子心 3g，山药 12g，北沙参 15g，荷叶 10g。7 剂。

七诊：2017 年 4 月 25 日。现孕 6 周，基础体温呈高温相稳定，无阴道出血，腹部隐痛明显缓解。舌淡、苔白；左脉沉滑数有力，右脉沉细。2017 年 4 月 24 日查血 HCG 44694.30mIU/mL；P 26.18ng/mL；E$_2$ 361.76pg/mL。2017 年 4 月 21 日 B 超示胎囊 1.3cm×1.8cm×1.9cm，可见卵黄囊，未见胎芽胎心。

处方：覆盆子 15g，侧柏炭 15g，白术 10g，荷叶 10g，苎麻根 10g，菟丝子 15g，莲须 5g，椿皮 5g，佩兰 3g，茯苓 10g，枸杞子 12g。7 剂。

八诊：2017 年 5 月 2 日。现孕近 8 周，无腹痛及阴道出血，基础体温呈高温相稳定。舌淡，苔白腻；脉沉滑有力。2017 年 4 月 28 日查血 HCG 70830.70mIU/mL；P 21.35ng/mL；E$_2$ 512.07pg/mL。

处方：菟丝子 15g，白术 10g，莲须 6g，茯苓 10g，覆盆子 15g，山药 10g，侧柏炭 12g，竹茹 5g，枸杞子 12g，青蒿 6g，佩兰 3g。7 剂。

九诊：2017 年 5 月 8 日。现孕 8 周余，无腹痛及阴道出血。舌淡；脉沉滑。2017 年 5 月 7 日查血 HCG 145285.20mIU/mL；P 27.04ng/mL；E_2 1031.67pg/mL。2017 年 5 月 3 日 B 超检查示胎囊 3.6cm×3.8cm×2.1cm，胎芽 1.2cm，可见胎心。

处方：覆盆子 15g，侧柏炭 12g，白术 10g，茯苓 10g，荷叶 10g，菟丝子 15g，苎麻根 10g，山药 10g，椿皮 5g，莲须 6g。7 剂。

十诊：2017 年 5 月 23 日。现孕 70 天。基础体温呈高温相稳定。面色萎黄，恶心症状明显。舌淡，苔白厚；脉细滑。2017 年 5 月 14 日查血 HCG 191301.00mIU/mL；E_2 1737.00pg/mL。

处方：覆盆子 15g，侧柏炭 10g，菟丝子 15g，白术 10g，山药 10g，荷叶 10g，椿皮 5g，茯苓 10g，地骨皮 6g，青蒿 6g，芦根 10g，莲须 5g，生甘草 3g。7 剂。

十一诊：2017 年 6 月 6 日。现孕近 12 周。基础体温稳定，恶心症状减轻。舌淡暗，苔白干、乏津；脉沉滑稍弦。

处方：覆盆子 15g，苎麻根 10g，侧柏炭 15g，玉竹 10g，椿皮 5g，北沙参 15g，墨旱莲 15g，荷叶 10g，菟丝子 15g，山药 15g，地骨皮 6g，竹茹 6g。7 剂。

十二诊：2017 年 6 月 20 日。现孕 13 周余。舌白干，脉沉滑。2017 年 6 月 8 日 B 超检查示子宫前位，宫内见胎儿，胎心胎动可见，胎盘位于后壁。CRL 6.33cm，相当于 12 周 5 天。BPD 2.02cm，相当于 13 周 2 天。NT：1.00mm。唐氏筛查：正常。

处方：覆盆子 15g，白术 10g，玉竹 10g，苎麻根 10g，侧柏炭 10g，莲须 5g，菟丝子 15g，荷叶 10g。7 剂，隔日 1 剂。

基础体温见下图。

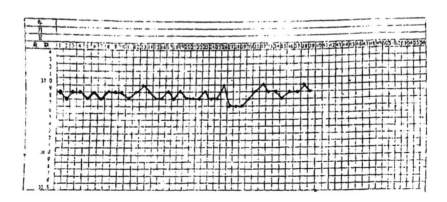

产后随诊：2018 年 3 月 27 日。2017 年 12 月 13 日足月顺产一女婴，母婴平安，婴儿重 3.66kg。产后子宫复旧良好。产后乳汁量少，2018 年 2 月回乳，月经至今未潮。肌无力药物停服 5 年。刻下症：面黄，肌肉色泽淡。舌淡红、舌体胖大；脉沉细滑微数。辨证产后气血不足。2018 年 3 月 17 日经阴道超声检查：子宫前位，子宫三径 3.2cm×4.5cm×2.5cm；肌层回声不均匀，子宫内膜厚度 0.4cm；宫颈未见异常；双侧附件区未见异常占位。

处方：北沙参 15g，太子参 15g，当归 10g，阿胶珠 12g，丝瓜络 10g，月季花 6g，杜仲 10g，川芎 6g，百合 10g，郁金 6g，生甘草 6g，金银花 10g。7 剂。

【按语】本案辨证脾肾不足，治法为健脾补肾。首诊方以当归为君，滋补阴血、活血调经。以菟丝子、女贞子为臣，补益肝肾。以郁金、桃仁、月季花、夏枯草、金银花、百合为佐，共奏活血通经、清解毒热之效。以生甘草为使，清血分余热，调和诸药。妊娠后施健脾补肾清热之法，固冲安胎。

三、输卵管通液后卵巢早衰案

谭某，女，28岁，已婚。初诊：2010年10月23日。

主诉：闭经2年。

现病史：15岁初潮，周期30天一行，经期6～7天，经量中等，经色暗。2008年8月输卵管通液术后闭经至今。曾用黄体酮，无撤退性出血，间断予激素人工周期治疗。阴道干涩，诉喜食甜食。舌淡暗、舌体胖大；脉细滑。

孕产史：结婚3年，2008年1月人流1次，以后未避孕未孕。

辅助检查：2008年8月输卵管通液检查提示双侧输卵管不通。2010年4月激素水平检查：FSH 81.60mIU/mL；LH 35.20mIU/mL；$E_2 <$ 20.00pg/mL。2010年4月B超检查：子宫三径4.8cm×3.3cm×3.7cm；子宫内膜厚度0.5cm，C型；左卵巢大小1.3cm×1.0cm，右卵巢大小1.7cm× 0.8cm。

西医诊断：卵巢早衰。

中医诊断：闭经（肾虚血瘀）。

治法：补肾活血调经。

处方：首乌藤15g，丝瓜络15g，百合12g，薏苡仁20g，桑寄生15g，当归10g，川芎5g，菟丝子20g，蛇床子3g，熟地黄10g，桂圆肉15g，茜草12g，桃仁10g，月季花6g，路路通10g，生甘草5g。20剂。

二诊：2010年11月20日。基础体温呈单相波动，带下少。舌暗；脉细滑。

处方：当归10g，茜草12g，茵陈12g，炒槐花5g，月季花6g，大腹皮10g，合欢皮10g，佩兰3g，白扁豆10g，丹参10g，桃仁10g，车前子10g，浮小麦15g，冬瓜皮15g，泽兰10g，杜仲炭10g。20剂。

三诊：2010 年 12 月 25 日。基础体温呈单相波动，近日有上升趋势。近日睡眠晚。舌绛红；脉细弦滑数。

处方：北柴胡 5g，墨旱莲 15g，川续断 15g，川芎 5g，枳壳 10g，阿胶珠 12g，金银花 12g，桃仁 10g，月季花 6g，生甘草 5g，合欢皮 10g，泽兰 10g，远志 5g，百合 12g，冬瓜皮 15g，丹参 10g。40 剂。

四诊：2011 年 2 月 19 日。基础体温呈单相波动。近日感冒，带下有增多。舌淡；脉沉滑。

处方：车前子 10g，路路通 10g，丹参 10g，红花 5g，月季花 6g，夏枯草 12g，合欢皮 10g，苏木 10g，女贞子 15g，瞿麦 6g，桃仁 10g，枳壳 10g，麦芽 12g，杜仲炭 10g。30 剂。

五诊：2011 年 4 月 2 日。基础体温呈单相波动。带下少，面色晦暗，二便调。舌苔黄白干；脉细弦。

处方：车前子 10g，北柴胡 5g，丹参 10g，茜草 12g，丝瓜络 15g，合欢皮 10g，月季花 6g，金银花 12g，路路通 10g，百合 12g，桃仁 10g，瞿麦 6g，炒槐花 6g，枳壳 10g，莱菔子 15g，白扁豆 10g，泽兰 10g。40 剂。

六诊：2011 年 5 月 28 日。基础体温呈单相波动。舌淡，苔薄黄；脉沉细。2011 年 5 月 13 日激素水平检查：FSH 60.84mIU/mL；LH 37.62mIU/mL；E_2 43.00pg/mL。

处方：北沙参 15g，桃仁 10g，瞿麦 6g，茵陈 12g，生麦芽 12g，合欢皮 10g，川芎 5g，丹参 15g，茜草 12g，熟地黄 10g，女贞子 15g，大腹皮 10g，炒槐花 6g，月季花 6g，金银花 12g，生甘草 6g。40 剂。

七诊：2011 年 7 月 16 日。基础体温呈单相波动。近 20 天带下增多。舌苔白干；脉细滑。

处方：冬瓜皮 20g，生麦芽 12g，荷叶 10g，玉竹 10g，丹参 10g，月季花 6g，夏枯草 12g，霍石斛 10g，百合 12g，连翘 10g，莲子心 3g，绿萼梅 6g，泽兰 10g，菟丝子 20g。30 剂。

八诊：2011 年 10 月 15 日。基础体温呈单相波动。带下量少。舌淡暗，舌体胖大、边有齿痕，苔腻；脉细滑。2011 年 10 月 12 日激素水平检查：FSH 75.03mIU/mL；LH 32.05mIU/mL；E_2 43.00pg/mL。2011 年 10 月 12 日 B 超检查：子宫三径 3.7cm×3.8cm×2.7cm；子宫内膜厚度 0.3cm；左卵巢 2.1cm×1.5cm，右卵巢 1.8cm×1.2cm。

处方：当归 10g，熟地黄 10g，车前子 10g，丹参 10g，阿胶珠 12g，月季花 6g，杜仲炭 10g，女贞子 15g，百合 10g，郁金 6g，合欢皮 6g，菟丝子 20g，川芎 5g，生麦芽 12g，炒槐花 6g，茜草 12g，香附 10g。40 剂。

九诊：2011 年 12 月 31 日。基础体温呈单相波动。带下无。舌苔黄干；脉细滑。

处方：枸杞子 15g，川续断 15g，枳壳 10g，阿胶珠 12g，霍石斛 10g，茜草 12g，月季花 6g，苏木 10g，桃仁 10g，莲子心 3g，红花 5g，生甘草 5g，菟丝子 15g。40 剂。

十诊：2012 年 2 月 25 日。基础体温单相偏高。带下无。舌淡暗，边有齿痕；脉沉细滑无力。

处方：阿胶珠 12g，荷叶 10g，生麦芽 12g，丝瓜络 15g，荷梗 10g，茵陈 12g，浮小麦 15g，百合 10g，泽兰 10g，月季花 6g，茜草 12g，桃仁 10g，陈皮 6g，土茯苓 15g，刘寄奴 15g，杜仲炭 10g，菟丝子 15g，车前子 10g。40 剂。

十一诊：2012 年 4 月 21 日。基础体温呈单相波动。二便调。舌质淡；脉细滑。2012 年 4 月 13 日激素水平检查：FSH 56.22mIU/mL；LH 32.82mIU/mL；E_2 21.00pg/mL。2012 年 4 月 13 日 B 超检查：子宫三径 3.2cm×3.0cm×2.6cm；子宫内膜厚度呈线状；左卵巢 1.7cm×0.9cm，右卵巢 1.8cm×0.6cm。

处方：制首乌 10g，茜草 12g，丹参 10g，当归 10g，月季花 6g，绿萼梅 6g，夏枯草 12g，桃仁 10g，百合 12g，女贞子 15g，菟丝子 15g，川芎

5g，茯苓 10g，益母草 10g。30 剂。

十二诊：2012 年 5 月 19 日。基础体温呈单相偏高温。带下有周期性增多。舌淡，边有齿痕；脉细滑。

处方：冬瓜皮 15g，薏苡仁 15g，茯苓 10g，川芎 5g，当归 10g，月季花 6g，桃仁 10g，泽兰 10g，乌药 6g，夏枯草 12g，淫羊藿 5g，熟地黄 10g，车前子 10g，泽泻 10g，荔枝核 10g，蛇床子 3g。30 剂。

十三诊：2012 年 6 月 23 日。基础体温呈单相偏高温。近日带下有增多 3 天。舌苔白；脉细滑。

处方：夏枯草 12g，桔梗 10g，枳壳 10g，茵陈 12g，荷叶 10g，菟丝子 15g，远志 5g，茯苓 10g，黄芩 10g，生麦芽 12g，大腹皮 10g，郁金 6g，青蒿 6g。30 剂。

十四诊：2012 年 8 月 4 日。基础体温呈单相波动。舌淡，边有齿痕；脉细滑。B 超检查：子宫三径 3.9cm×3.9cm×1.7cm；子宫内膜厚度 0.1cm。

处方：菟丝子 15g，桂圆肉 10g，茯苓 10g，白术 10g，香附 10g，薏苡仁 15g，月季花 6g，太子参 12g，枸杞子 12g，杜仲炭 10g，荔枝核 10g，桃仁 10g，郁金 6g，女贞子 15g，车前子 10g，川芎 5g。20 剂。

十五诊：2012 年 9 月 1 日。闭经 4 年。近期基础体温呈单相偏高温。带下少。舌淡暗，苔白干；脉细滑。

处方：北柴胡 5g，枳壳 10g，荷叶 10g，茵陈 12g，月季花 6g，绿萼梅 6g，玫瑰花 6g，生甘草 5g，桃仁 10g，川续断 15g，泽泻 10g，丹参 10g，芦根 15g，女贞子 15g，川楝子 6g。20 剂。

十六诊：2012 年 10 月 20 日。末次月经 2012 年 9 月 13 日，经期 8 天。基础体温偏高，近日阴道少量出血，今查尿酶免阴性。舌淡、舌体胖大；脉细滑数。2012 年 10 月 12 日 B 超检查：子宫内膜厚度 0.3cm。

处方：枸杞子 15g，太子参 12g，莱菔子 12g，枳壳 10g，白扁豆 10g，熟地黄 10g，桃仁 10g，月季花 6g，陈皮 6g，青蒿 6g，莲子心 3g，菟丝子 15g，茯苓 10g，夏枯草 12g，延胡索 10g。20 剂。

十七诊：2012 年 12 月 8 日。末次月经 2012 年 10 月 13 日，基础体温偏高。带下有、量少，性生活可维持。舌暗，苔黄薄；脉细滑。

处方：当归 10g，钩藤 10g，泽兰 10g，夏枯草 12g，月季花 6g，炒槐花 6g，桃仁 10g，月季花 6g，白扁豆 10g，金银花 6g，生甘草 5g，大腹皮 10g，女贞子 15g，绿萼梅 6g，车前子 10g。20 剂。

十八诊：2013 年 3 月 9 日。末次月经 2013 年 3 月 1 日，经量少。现基础体温有上升。近日带下有，面色晦暗。舌淡；脉细弦滑。2013 年 3 月 4 日激素水平检查：FSH 47.59mIU/mL；LH 20.85mIU/mL；E_2 61.44pg/mL；P < 0.64ng/mL。

处方：太子参 12g，阿胶珠 12g，砂仁 3g，川续断 15g，冬瓜皮 20g，泽兰 10g，菟丝子 20g，桃仁 10g，炒槐花 6g，月季花 6g，苏木 10g，蛇床子 3g，地骨皮 10g，肉桂 2g。20 剂。

十九诊：2013 年 4 月 13 日。末次月经 2013 年 4 月 5 日，经量少，经前基础体温呈双相。舌嫩红；脉弦滑。2013 年 4 月 12 日 B 超检查：子宫三径 4.3cm×3.6cm×3.2cm；子宫内膜厚度 0.6cm；双附件未见明显异常。

处方：太子参 12g，阿胶珠 12g，牡丹皮 10g，黄芩 10g，青蒿 6g，菟丝子 15g，茯苓 10g，女贞子 15g，生甘草 5g，陈皮 6g，荷叶 10g，百合 12g。20 剂。

二十诊：2013 年 6 月 15 日。目前基础体温呈不典型双相。舌嫩红；脉细滑。

处方：首乌藤 15g，合欢皮 10g，生麦芽 12g，茵陈 12g，桃仁 10g，茜草 12g，女贞子 15g，郁金 6g，钩藤 15g，青蒿 6g，丹参 10g，大腹皮 10g，炒槐花 6g，熟地黄 10g，金银花 12g，百合 12g。20 剂。

二十一诊：2013 年 8 月 31 日。末次月经 2013 年 6 月 15 日，经期 8 天，经量中等，经前基础体温呈不典型双相。2013 年 8 月 22 日阴道出现少量褐色分泌物。舌淡；脉弦滑。

处方：旋覆花 10g，大腹皮 10g，浙贝母 10g，炒槐花 6g，金银花 12g，郁金 6g，月季花 6g，百合 12g，泽兰 10g，茵陈 12g，冬瓜皮 30g，合欢皮 10g，桑寄生 15g，丹参 10g。20 剂。

二十二诊：2013 年 12 月 14 日。末次月经 2013 年 11 月 14 日，经期 9 天，经量中等，经前基础体温呈双相。末前次月经 2013 年 9 月 28 日。舌淡；脉细滑。

处方：柴胡 3g，白术 10g，茯苓 10g，月季花 6g，大腹皮 10g，桃仁 10g，菟丝子 15g，山药 10g，夏枯草 10g，合欢皮 10g，川芎 5g，郁金 6g，蛇床子 3g，车前子 10g，当归 10g。20 剂。

基础体温见下图。

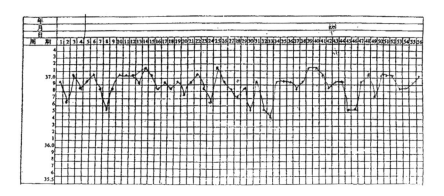

二十三诊：2014 年 5 月 31 日。经治，近 4 个月月经恢复 1 月一行。末次月经 2014 年 5 月 31 日，经前基础体温呈不典型双相。末前次月经 2014 年 5 月 2 日，经量中等。面色晦暗。舌质暗、舌体胖大；脉细滑。2014 年 5 月 4 日激素水平检查：FSH 33.90mIU/mL；LH 9.00mIU/mL；E_2 77.66pg/mL。

处方：冬瓜皮 15g，砂仁 3g，丹参 10g，枳壳 10g，生麦芽 12g，佩兰 3g，陈皮 6g，女贞子 15g，香附 10g，木香 3g，金银花 12g，夏枯草 12g，浙贝母 10g，莱菔子 12g，川芎 5g。20 剂。

基础体温见下图。

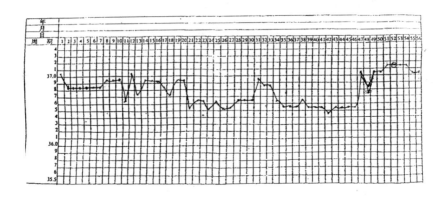

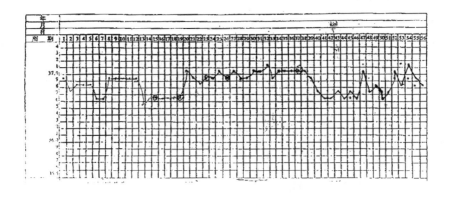

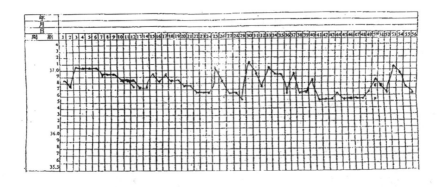

二十四诊：2014 年 8 月 9 日。现患者月经恢复 1 月左右一行，经前基础体温呈不典型双相。末次月经 2014 年 8 月 5 日，经量中等，经期 5 天。末前次月经 2014 年 6 月 28 日，经期 7 天。眠可，二便调。舌淡、舌体胖大；脉细滑。

处方：阿胶珠 12g，薏苡仁 15g，生麦芽 12g，砂仁 3g，丹参 10g，郁金 6g，茯苓 10g，茵陈 12g，浙贝母 10g，夏枯草 12g，杜仲 10g，菟丝子 15g，山药 15g，月季花 6g。20 剂。

基础体温见下图。

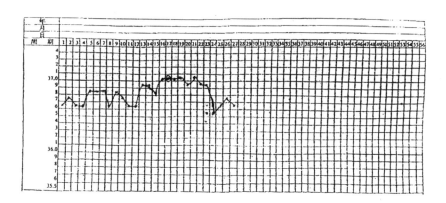

二十五诊：2014 年 10 月 4 日。末次月经 2014 年 9 月 14 日，经前基础体温呈不典型双相，经量中等。舌暗、质嫩；脉细滑。

处方：北沙参 10g，太子参 12g，金银花 12g，丹参 10g，泽兰 10g，茵陈 12g，丝瓜络 15g，芦根 12g，黄芩 6g，枳壳 10g，竹茹 6g，石斛 10g，菟丝子 15g，月季花 6g。20 剂。

基础体温见下图。

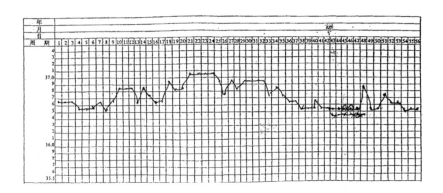

【按语】首诊见舌淡暗、舌体胖大、脉细滑，提示肾气不足，兼有血瘀气滞、经络不通。治法为滋肾补血、祛瘀通络。首诊方以菟丝子为君，补益肝肾；以桑寄生、蛇床子、桂圆肉为臣，温肾助阳；以当归、熟地黄、川芎、桃仁、茜草、月季花为佐，补血、活血，使滋补阴血而不留瘀滞；亦以薏苡仁、首乌藤、丝瓜络、路路通为佐，利湿通络。首方药后阴道干涩症状改善，提示肾气阴血渐充。舌暗红，提示瘀血留滞体内，日久郁而化热，湿热内生。二诊治法补肾化瘀，清热化浊。以当归为君，补血养血；以杜仲炭补益肝肾；以茵陈、白扁豆、冬瓜皮、佩兰、大腹皮清热利湿化浊；以浮小麦除虚热、敛汗。此后诸诊皆以此法为治，患者带下逐渐增多，月经来潮，经量由少变多，卵巢功能在一定程度上改善。

四、减肥后卵巢早衰案

严某，女，39 岁，已婚。初诊：2011 年 2 月 26 日。

主诉：闭经 8 个月。

现病史：15 岁月经初潮，周期 1 月一行，经期 7 天，经量中等。2003年 3 月服减肥茶减肥 2 ～ 3 个月，体重下降 3kg。此后月经周期紊乱，40 ～ 60 天一行，经量明显减少，伴潮热汗出，心慌，眠差。末次月经

2010 年 6 月，经量少。末前次月经 2010 年 3 月，经量少。2010 年 12 月，经当地医院诊断卵巢早衰，予补佳乐 1mg/ 天结合地屈孕酮治疗至今。第 1 周期停药后无阴道出血，现第 2 周期治疗中。现闭经 8 个月，带下少，偶有潮热汗出，眠差，大便 1 ～ 2 日一行，不干。舌淡红；脉细滑无力。

孕产史：1991 年 10 月人工流产 1 次。1992 年 6 月顺产胎。

既往史：1992 年 12 月（产后 10 个月），因畸胎瘤蒂扭转行右卵巢切除术。

辅助检查：2010 年 12 月 24 日激素水平检查，FSH 93.48mIU/mL；LH 21.27mIU/mL；E_2 46.87pg/mL；T 0.15ng/mL。2010 年 10 月 27 日 B 超检查：子宫三径 4.3cm×3.2cm×4.0cm；子宫内膜厚度 0.4cm；双附件未见异常。

西医诊断：卵巢早衰。

中医诊断：闭经（阴血亏虚兼有虚热）。

治法：滋补肝肾，养阴清热。

处方：北沙参 15g，金银花 12g，地骨皮 10g，黄芩 10g，川续断 20g，丹参 10g，生甘草 5g，合欢皮 10g，月季花 6g，百合 12g，女贞子 15g，玉竹 10g，桃仁 10g。40 剂。

二诊：2011 年 4 月 9 日。基础体温呈单相波动不稳。近日左下腹胀痛，面色晦暗。舌淡红；脉细弦滑。

处方：阿胶珠 12g，冬瓜皮 10g，泽兰 10g，川芎 5g，北柴胡 5g，夏枯草 12g，浙贝母 10g，桔梗 10g，当归 10g，月季花 6g，玫瑰花 5g，百合 12g，菟丝子 20g，钩藤 15g，葛根 6g，绿萼梅 6g。50 剂。

三诊：2011 年 6 月 4 日。基础体温呈单相。带下较前增多。舌淡红；脉细滑。

处方：北沙参 15g，玉竹 10g，合欢皮 10g，霍石斛 10g，熟地黄 10g，茜草 12g，生甘草 5g，瞿麦 6g，生麦芽 12g，阿胶珠 12g，女贞子 15g，夏枯草 12g，绿萼梅 6g，丹参 10g。40 剂。

四诊：2011 年 8 月 13 日。基础体温呈单相波动不稳。带下有。舌淡红；脉细滑。2011 年 7 月 6 日激素水平检查：FSH 75.83mIU/mL；LH 24.30mIU/mL；E_2 5.93pg/mL。

处方：北沙参 20g，郁金 6g，丹参 10g，益母草 10g，蛇床子 3g，瞿麦 6g，夏枯草 12g，生甘草 5g，月季花 6g，墨旱莲 15g，枸杞子 15g，桃仁 10g，合欢皮 10g，香附 10g。40 剂。

五诊：2011 年 10 月 29 日。末次月经 2011 年 10 月 27 日，末前次月经 2011 年 9 月 18 日。经量少、色暗，经前基础体温呈不典型双相。现基础体温呈低温相。带下有，大便干。舌淡红；脉细滑。

处方：阿胶珠 12g，金银花 12g，丹参 10g，生甘草 5g，益母草 10g，玉竹 10g，霍石斛 10g，熟地黄 10g，合欢皮 10g，月季花 6g，泽兰 10g，茯苓 10g，百合 12g，川楝子 6g，杜仲炭 10g，茜草 12g。40 剂。

六诊：2012 年 1 月 7 日。基础体温呈单相波动不稳定。带下无。舌淡暗红；脉细滑。

处方：太子参 15g，北柴胡 5g，丹参 10g，合欢皮 10g，生甘草 5g，川芎 5g，桃仁 10g，百合 12g，白术 10g，杜仲炭 10g，月季花 6g，远志 5g，茜草 12g，玉竹 10g，山茱萸 10g，香附 10g。60 剂。

七诊：2012 年 4 月 7 日。基础体温呈单相波动。带下有。舌淡；脉细滑。

处方：月季花 6g，当归 10g，制首乌 10g，薏苡仁 20g，蛇床子 3g，生甘草 5g，熟地黄 10g，百合 12g，丹参 10g，茜草 12g，菟丝子 15g，荔枝核 10g，川芎 5g，郁金 6g，白术 10g。40 剂。

八诊：2012 年 6 月 23 日。基础体温呈单相波动。带下有，二便调。舌红；脉细滑。

处方：北沙参 15g，丹参 10g，莲子心 3g，合欢皮 10g，绿萼梅 6g，桃仁 10g，金银花 12g，百合 12g，月季花 6g，红花 5g，车前子 10g，熟地黄 10g，生甘草 5g，枳壳 10g，白扁豆 10g，郁金 6g，川芎 5g，女贞子 15g，三棱 10g。40 剂。

九诊：2012 年 9 月 22 日。现闭经 1 年余。基础体温呈单相低温。带下有，面色黄，疲劳，眠差。舌红；脉细滑。

处方：北沙参 12g，女贞子 15g，丹参 10g，茵陈 12g，生甘草 5g，金银花 12g，百合 10g，桃仁 10g，月季花 6g，茜草 12g，白茅根 10g，浮小麦 10g，阿胶珠 12g，玉竹 10g，霍石斛 10g。20 剂。

十诊：2012 年 12 月 10 日。基础体温呈单相波动。偶有少量带下。舌淡暗、舌体胖大；脉细滑。

处方：北柴胡 5g，郁金 6g，夏枯草 12g，泽兰 10g，枳壳 10g，生麦芽 12g，月季花 6g，金银花 12g，砂仁 3g，丹参 10g，绿萼梅 6g，合欢皮 10g，熟地黄 10g，女贞子 15g，川芎 5g，杜仲炭 10g。40 剂。

十一诊：2013 年 3 月 2 日。末次月经 2013 年 1 月 27 日，经前基础体温呈单相波动。现带下有，纳可，二便调。舌绛红；脉细滑无力。

处方：北沙参 20g，熟地黄 10g，女贞子 15g，桔梗 10g，百合 12g，玉竹 10g，月季花 6g，金银花 12g，枳壳 10g，茜草 12g，丹参 10g，合欢皮 10g，菟丝子 15g，蛇床子 3g，瞿麦 6g，川芎 5g。50 剂。

十二诊：2013 年 5 月 11 日。2013 年 5 月 6 日阴道有少量出血。现基础体温有上升。舌淡红；脉细滑。

处方：首乌藤 15g，钩藤 10g，菊花 10g，女贞子 15g，山茱萸 10g，百合 12g，合欢皮 10g，月季花 6g，泽兰 10g，茵陈 12g，夏枯草 12g，菟丝子 15g，山药 15g，蛇床子 3g，莲子心 3g，香附 10g。20 剂。先服药 10 剂，如来月经，从月经第 5 天开始服余药。

十三诊：2013 年 7 月 27 日。末次月经 2013 年 6 月 17 日，经前基础体温呈单相波动。现基础体温呈单相。舌淡红；脉细滑。

处方：北沙参 15g，玉竹 10g，生甘草 5g，金银花 12g，阿胶珠 12g，女贞子15g，桃仁10g，炒槐花6g，茯苓10g，桔梗10g，川续断15g，菟丝子15g，大腹皮10g，川芎5g，熟地黄10g，霍石斛10g，丹参10g。20剂。

【按语】本案辨证阴血亏虚兼有虚热，治法滋阴清热，活血调经。首诊方以北沙参、女贞子为君，滋阴养血兼清虚热。百合、玉竹滋养肺胃之阴，助君药发挥滋阴之效；川续断一味，苦、辛、微温，补益肝肾，"阳中求阴"；金银花、地骨皮、黄芩清解虚热，以上诸药共为臣药。以丹参、桃仁、月季花为佐，活血调经。生甘草为使，调和诸药。二诊时患者脉弦、面色晦暗，提示肝郁气滞血瘀渐重；脉细、舌淡亦为阴血不足之证。二诊方继以滋阴养血为法。以阿胶珠、菟丝子为君。阿胶珠滋阴补血；菟丝子甘平补益肾精，滋补肝肾。北柴胡、夏枯草、钩藤、玫瑰花、绿萼梅疏肝郁、清肝热，共为臣；百合滋肺阴亦为臣。当归、泽兰、川芎活血调经为佐；冬瓜皮健脾利水为佐，防滋腻碍胃，亦防肝郁横逆克犯脾土；葛根甘凉，生津液、清虚热，亦为佐药。三诊时带下渐多，提示阴血渐充，血海渐恢复。三、四诊治法继以滋阴养血为主，兼疏肝、活血、清热。五诊时有月经来潮，基础体温呈双相，提示排卵已有恢复。六、七诊舌淡明显，带下减少，提示脾虚渐重，在原法基础上酌加太子参、白术补气健脾，以后天充养先天，促进气血化生。以后数诊，皆以前法为主，随症加减用药。十二诊时，患者在闭经1年余后基础体温有上升，方中少佐蛇床子温肾。十三诊时患者月经来潮，舌淡红、脉细滑，虽仍是阴血不足之象，阴虚内热之象减轻，治法以滋阴养血为主，少佐活血、健脾之品，方中加炒槐花清下焦热，防补益太过，热聚下焦，加重阴液耗伤；加大腹皮宽胸理气，调畅气机，佐制君药滋腻之性。

五、人工流产术后卵巢早衰案

吴某，女，25岁，已婚。初诊：2011年3月12日。

主诉：闭经3年。

现病史：6岁初潮，既往月经规律，1月一行，经期7天，经量中等，痛经。2007年人工流产术后月经量明显减少，渐至闭经。末次月经2008年3月15日，经量少。2008年4月于当地医院诊断卵巢早衰。2008年4月至2010年8月予戊酸雌二醇联合黄体酮治疗，现停药半年余。无潮热汗出，带下少量，尿黄，手心汗出。自诉子宫偏小，具体不详。舌红绛、舌体胖大；脉细滑。

孕产史：2007年行人工流产手术1次。

辅助检查：2009年4月13日激素水平检查，FSH 127.04mIU/mL；LH 64.86mIU/mL；E_2 5.00pg/mL。2010年6月14日激素水平检查：FSH 90.01mIU/mL；LH 47.41mIU/mL；E_2 28.00pg/mL。

西医诊断：卵巢早衰。

中医诊断：闭经（阴血不足，脾肾两虚）。

治法：滋阴养血，健脾益肾。

处方：北沙参15g，生麦芽12g，丹参10g，茜草12g，生甘草5g，玉竹10g，月季花6g，桃仁10g，百合12g，合欢皮10g，槐花6g，女贞子15g，冬瓜皮15g，白术10g，菟丝子20g，莲子心3g，川芎5g。40剂。

二诊：2011年5月7日。基础体温呈单相波动。带下有增多，药后大便稀。舌嫩红；脉细滑。2011年3月20日激素水平检查：FSH 97.70mIU/mL；LH 42.20mIU/mL；E_2 62.41pg/mL；T 1.54ng/mL。

处方：北沙参15g，枳壳10g，莱菔子12g，川芎5g，茯苓10g，泽泻10g，川续断15g，丹参10g，茜草12g，益母草10g，生甘草5g，玉竹

10g，苏木 10g，川楝子 6g，香附 10g，合欢皮 10g。40 剂。

三诊：2011 年 6 月 25 日。基础体温呈单相波动。带下有。舌苔黄；脉细滑数。

处方：北沙参 15g，丹参 10g，钩藤 15g，女贞子 15g，月季花 6g，茜草 12g，浮小麦 30g，绿萼梅 6g，郁金 6g，合欢皮 10g，桃仁 10g，泽泻 10g，车前子 10g，萹蓄 6g，茵陈 12g，玫瑰花 5g。40 剂。

四诊：2011 年 9 月 18 日。基础体温呈单相波动。带下有。舌淡、舌体胖大；脉细滑。2011 年 8 月 31 日激素水平检查：FSH 111.60mIU/mL；LH 53.76mIU/mL；E_2 48.93pg/mL。

处方：冬瓜皮 20g，丹参 10g，金银花 10g，夏枯草 10g，薏苡仁 20g，杜仲 10g，菟丝子 20g，山药 15g，白术 10g，茯苓 10g，当归 10g，茜草 10g，女贞子 15g，月季花 6g。40 剂。

五诊：2011 年 12 月 3 日。基础体温呈单相波动。舌淡、舌体胖大；脉细弦滑。

处方：何首乌 10g，当归 10g，丹参 10g，益母草 10g，月季花 6g，生甘草 5g，桃仁 10g，杜仲 10g，茜草炭 10g，百合 12g，茯苓 10g，金银花 10g，菟丝子 10g，阿胶珠 12g，合欢皮 10g。40 剂。

六诊：2012 年 2 月 25 日。现基础体温上升 3 天。带下有、量少。舌淡红、苔白；脉沉细滑。

处方：阿胶珠 12g，北沙参 15g，玉竹 10g，当归 10g，丹参 10g，生甘草 5g，墨旱莲 15g，莲子心 3g，月季花 6g，白芍药 10g，枸杞子 15g，菟丝子 15g，香附 10g，茯苓 10g，女贞子 15g。40 剂。

七诊：2012 年 5 月 12 日。现基础体温有上升趋势。带下量少。舌暗红；脉细滑。

处方：北沙参 15g，天冬 10g，丹参 10g，玉竹 10g，桑枝 10g，金银花 12g，百合 12g，合欢皮 10g，茜草 12g，月季花 6g，女贞子 15g，石斛

10g。40 剂。

八诊：2012 年 8 月 25 日。基础体温呈单相波动。带下量少，无潮热汗出等不适症状。舌体胖大；脉细滑。

处方：北沙参 15g，石斛 10g，熟地黄 10g，郁金 6g，夏枯草 10g，生麦芽 12g，丹参 10g，川芎 5g，女贞子 12g，枸杞子 15g，月季花 6g，菟丝子 15g，山药 10g，香附 10g，金银花 10g，槐花 5g。40 剂。

九诊：2013 年 3 月 16 日。近日基础体温未测。舌体胖大；脉细滑。近日查 FSH 145.00mIU/mL。

处方：车前子 10g，北沙参 15g，丹参 10g，茯苓 10g，玉竹 10g，当归 10g，生甘草 5g，金银花 10g，桃仁 10g，蛇床子 3g，茵陈 12g，夏枯草 12g，茜草 12g，菟丝子 15g，连翘 5g。40 剂。

十诊：2013 年 5 月 25 日。末次月经 2013 年 3 月 24 日，经前基础体温呈单相。现基础体温有上升。舌体胖大；脉细滑。

处方：旋覆花 12g，玉竹 10g，砂仁 3g，白术 10g，阿胶珠 12g，当归 10g，覆盆子 15g，百合 10g，枸杞子 15g，炙甘草 6g，金银花 12g，月季花 6g，蛇床子 3g。40 剂。

十一诊：2013 年 7 月 13 日。现基础体温呈单相波动。舌淡、舌体胖大；脉细滑。2013 年 7 月 10 日激素水平检查：FSH 99.89mIU/mL；LH 38.39mIU/mL；E_2 19.00pg/mL。B 超检查：子宫三径 3.0cm×1.8cm×1.8cm；子宫内膜厚度 0.2cm；双侧卵巢未显示。

处方：阿胶珠 12g，桃仁 10g，玉竹 10g，女贞子 15g，合欢皮 10g，菟丝子 15g，地骨皮 10g，紫河车 10g，川芎 5g，香附 10g，杜仲 10g，丝瓜络 15g，瞿麦 6g。40 剂。

【按语】本案辨证阴血不足、脾肾两虚。治法滋阴养血，健脾益肾。首诊方以北沙参、女贞子、菟丝子为君。女贞子益肾阴，滋肾水；北沙参养肺胃之阴，补肺启肾；菟丝子平补肾阳，"阳中求阴"。丹参、川芎、茜草、桃仁活血调经，补血而不滞血；玉竹、百合助君药滋养肺胃之阴；冬瓜皮、白术健脾益气；莲子心清心除热；患者闭经日久，心中拂郁，以月季花、合欢皮疏解肝气之郁。以上诸药共为臣。佐生麦芽健运脾胃，槐花清解肠热。以生甘草为使，调和诸药。二诊时患者舌由绛红转为嫩红，提示虚热减轻；带下量增多，提示血海渐恢复。二诊方继以北沙参为君，滋养肺胃之阴。舌嫩，提示脾虚运化无力，方中略减滋阴养血之品，酌加枳壳、莱菔子、茯苓理气健脾化浊。三诊时患者舌苔黄，脉细滑数，提示湿热内生。在原法基础上，以车前子、萹蓄、茵陈清利湿热；在原法基础上适量增加疏肝郁、清肝热之品，防因情志不疏致肝火内生，加重阴液损伤。四诊后患者舌体胖大明显，提示脾虚运化失常，故于四、五诊方中酌加冬瓜皮、茯苓、白术、山药等健脾益气；以首乌易北沙参，首乌不寒、不燥、不腻，填精益气。七诊后舌体胖大缓解，舌质暗红，提示阴虚血瘀之证，故再予滋阴养血、活血调经之法施治。此后诸诊亦大致以此为法。2013年3月患者月经来潮。本案辨证阴血不足，治法当滋阴养血，然治疗过程中亦须注意顾护脾胃。脾胃健运，气血得生，阴血来复。另，如《女科要旨》云："女子善怀，每多忧郁"，闭经治疗过程中，即使无肝郁气滞之证，亦可适当酌加香附、郁金、合欢皮、绿萼梅等解郁之品，使肝气得疏而气血调达。

六、注射瘦脸针后卵巢早衰案

王某，女，25岁，未婚。初诊：2011年4月9日。

主诉：闭经2年。

现病史：12岁初潮，既往月经周期规律，1月一行，经期4～5天净，经量中等。2009年4月间断注射"瘦脸针"，2009年6月始闭经至今。2009年10月于某医院诊断卵巢早衰。曾间断服中药治疗。2010年3月至

5月服克龄蒙治疗3个周期后停药，现中药治疗中。现无潮热汗出，双侧乳房无缩小，带下无，眠可，二便调。舌淡暗；脉沉细滑无力。

孕产史：未婚，有性生活史1年，未避孕未孕。

辅助检查：2009年10月30日激素水平检查，FSH 77.30mIU/mL；LH 32.76mIU/mL；E_2 31.00pg/mL，T 0.60nmol/L。2011年3月23日激素水平检查：FSH 136.11mIU/mL；LH 57.57mIU/mL；E_2 8.63pg/mL；T 0.44 mol/L。2011年4月6日B超检查：子宫三径3cm×2cm×3.5cm；子宫内膜厚度0.2cm；左卵巢1.2cm×1.2cm，右卵巢1.0cm×0.6cm。

西医诊断：卵巢早衰。

中医诊断：闭经（脾肾不足，阴血亏虚）。

治法：健脾补肾，滋阴养血。

处方：制首乌10g，白术10g，炒槐花6g，当归10g，女贞子15g，鸡内金6g，浮小麦15g，茯苓10g，枸杞子15g，丹参10g，茜草12g，合欢皮10g，薏苡仁20g，香附10g。20剂。

二诊：2011年5月7日。基础体温呈单相波动不稳。有少量带下，药后腹泻。舌暗、质嫩，舌体胖大；脉沉细。

处方：太子参12g，丹参10g，茯苓10g，薏苡仁20g，茜草12g，菟丝子20g，山药15g，泽兰10g，夏枯草12g，月季花6g，阿胶珠12g，白术10g，蛇床子3g，生甘草5g。30剂。

三诊：2011年6月18日。基础体温呈单相波动，较前稳定。大便稀。舌暗、质嫩；脉细滑。

处方：冬瓜皮15g，丹参10g，山药15g，白术10g，茜草12g，月季花6g，茯苓10g，女贞子15g，菟丝子20g，枸杞子15g，茵陈12g，白扁豆10g，杜仲10g，泽兰10g，猪苓6g。30剂。

四诊：2011年8月20日。基础体温呈单相波动。带下增多。舌暗、质嫩，苔薄白；脉细滑。

处方：太子参 12g，制首乌 10g，生甘草 5g，桔梗 10g，车前子 15g，茯苓 10g，白术 10g，泽兰 10g，当归 10g，川芎 5g，丹参 10g，女贞子 15g，合欢皮 10g，杜仲 10g。30 剂。

五诊：2011 年 11 月 5 日。现基础体温呈单相波动。舌淡；脉沉滑。2011 年 10 月 30 日 B 超检查：子宫三径 3.4cm×3.3cm×1.8cm；子宫内膜厚度 0.3cm。

处方：太子参 12g，蛇床子 3g，茯苓 10g，生甘草 5g，川续断 15g，泽泻 10g，薏苡仁 20g，牡丹皮 10g，泽兰 10g，茜草 12g，熟地黄 10g，金银花 12g，百合 10g，女贞子 15g，川芎 5g，绿萼梅 10g，桃仁 10g，炒槐花 6g。40 剂。

六诊：2011 年 12 月 3 日。基础体温呈单相波动。带下少，二便调。舌暗、质嫩，舌体胖大；脉细滑。

处方：冬瓜皮 15g，茯苓 10g，茜草 12g，杜仲 10g，赤芍药 10g，薏苡仁 20g，桃仁 10g，红花 5g，浙贝母 10g，山茱萸 10g，月季花 6g，熟地黄 10g，太子参 15g，香附 10g。20 剂。

七诊：2012 年 2 月 25 日。基础体温呈单相波动，近日略稳定。舌暗、质嫩，舌心红，少苔；脉沉弦。

处方：枸杞子 15g，熟地黄 10g，茜草 12g，合欢皮 10g，当归 10g，制首乌 10g，薏苡仁 20g，炒槐花 10g，丹参 10g，桃仁 10g，玉竹 10g，丝瓜络 15g，车前子 10g，百合 12g，金银花 12g，苏木 10g，路路通 10g，女贞子 15g。30 剂。

八诊：2012 年 5 月 21 日。基础体温呈单相波动。偶有少量带下。舌暗、质嫩；脉沉细。

处方：枸杞子 15g，菟丝子 15g，太子参 15g，当归 10g，桃仁 10g，茜草 12g，夜明砂 5g，川芎 5g，女贞子 15g，红花 5g，薏苡仁 15g，金银花 12g，百合 12g，夏枯草 12g，广木香 3g，乌药 6g。20 剂。

九诊：2012 年 7 月 28 日。基础体温呈单相波动，带下有。舌暗、舌体胖大；脉细滑。2012 年 7 月 25 日 B 超检查：子宫三径 3.9cm×2.5cm×3.6cm；子宫内膜厚度 0.4cm；左卵巢 3.0cm×1.3cm×1.8cm，右卵巢 2.6cm×0.8cm×1.5cm。

处方：枸杞子 15g，菟丝子 15g，蛇床子 3g，当归 10g，阿胶珠 12g，冬瓜皮 30g，茜草 12g，制首乌 10g，月季花 6g，砂仁 3g，川楝子 6g，车前子 15g，桂圆肉 12g，茯苓 10g，桃仁 10g，山药 15g。20 剂。

十诊：2012 年 10 月 20 日。基础体温呈单相波动。带下有。二便调。舌暗红、质嫩，齿痕明显；脉细弦滑。近日激素水平检查：FSH 143.98mIU/mL；LH 50.84mIU/mL；$E_2 <$ 20.00pg/mL。

处方：北柴胡 5g，合欢皮 10g，茯苓 10g，川续断 15g，丹参 10g，山茱萸 15g，女贞子 15g，桑椹 10g，金银花 12g，北沙参 15g，冬瓜皮 20g，牡丹皮 10g，阿胶珠 12g，月季花 6g，桃仁 10g。30 剂。

十一诊：2012 年 12 月 22 日。基础体温呈单相波动，带下少，二便调。舌淡，边有齿痕；脉沉滑。

处方：枸杞子 15g，瞿麦 6g，蛇床子 3g，川芎 5g，当归 10g，茯苓 10g，白术 10g，杜仲 10g，夏枯草 12g，月季花 6g，茵陈 12g，冬瓜皮 10g，百合 10g，黄精 10g，补骨脂 10g，三棱 10g。30 剂。

十二诊：2013 年 3 月 16 日。基础体温呈单相波动。带下少。2013 年 3 月 14 日 B 超检查：子宫三径 2.3cm×2.7cm×2.0cm；子宫内膜厚度 0.2cm；左卵巢 1.8cm×1.3cm，右卵巢 2.4cm×1.4cm；未见明显优势卵泡。

处方：太子参 15g，茜草 12g，熟地黄 10g，当归 10g，桂圆肉 10g，蛇床子 3g，川芎 5g，阿胶珠 12g，绿萼梅 6g，生甘草 6g，巴戟天 5g，冬瓜皮 15g，郁金 6g，泽泻 10g。40 剂。

十三诊：2013 年 5 月 18 日。基础体温呈单相波动。带下有，无潮热汗出，二便调。舌苔白干；脉细滑。

处方：北沙参15g，枳壳10g，郁金6g，月季花6g，夏枯草12g，桃仁10g，生甘草5g，玉竹10g，桔梗10g，白芷6g，丹参10g，茜草12g，女贞子15g，蛇床子3g，菟丝子20g。30剂。

十四诊：2013年7月6日。基础体温呈单相波动。带下量少。舌暗红；脉细滑。2013年6月28日激素水平检查：FSH 109.00mIU/mL；LH 30.90mIU/mL；$E_2 < 19.89$pg/mL。

处方：金银花12g，枸杞子15g，丹参10g，桃仁10g，炒槐花6g，茵陈12g，生甘草5g，百部10g，丝瓜络15g，川芎5g，续断15g，桑寄生15g，夏枯草12g，苏木10g，刘寄奴10g，鸡血藤15g。20剂。

【按语】本案辨证脾肾不足、阴血亏虚，治法健脾补肾，滋阴养血。首诊方以制首乌、女贞子、枸杞子为君，滋阴养血。此方柴师以首乌为君药，因其性质温和，不寒不燥，无滋腻之弊。白术、鸡内金、茯苓、薏苡仁健脾益气，顾护中焦脾胃；当归、丹参、茜草养血活血调经；合欢皮、香附疏肝行气，炒槐花清肝热。以上诸药共为臣药。患者闭经日久，情绪不佳，少佐疏肝之品，防肝病传脾，加重脾气损伤；佐浮小麦养心除烦。二诊时带下量渐多，提示阴血渐充；基础体温仍为单相，提示尚无排卵。首诊方药后现腹泻之症，舌嫩、舌体胖大，提示脾气不足，运化失常。二诊用方酌加太子参、山药等健脾益气。加蛇床子温肾壮阳。七诊时舌心红，少苔，脉沉，提示阴血不足渐重。七诊方予枸杞子、熟地黄、制首乌、当归、玉竹、百合、女贞子众药补养阴血，增强滋养阴血之力；药用路路通、丝瓜络通络活血，促进经脉通畅；少佐金银花清解体内蓄积之余毒。十四诊在原法基础上酌加丝瓜络、鸡血藤、刘寄奴增强活血通络之功；酌加百部、夏枯草、生甘草续清解余毒。

七、抗抑郁治疗后致卵巢早衰案

杜某，女，29岁，已婚。初诊：2010年11月27日。

主诉：间断闭经6年。

现病史：15岁月经初潮，周期30天左右一行，经期5～6天，经量中等。末次月经2010年11月25日，经期2天，经量少。末前次月经2010年7月20日。诉20岁时因学习紧张出现抑郁症状，予维思通及中药抗抑郁治疗，服药3年后月经紊乱渐致闭经。闭经2年后停抗抑郁药，未再系统诊治。经检查FSH升高，诊断卵巢早衰。曾口服克龄蒙治疗半年，服药期间有周期性阴道出血，停药后仍持续闭经。2010年4月起于当地中药治疗。现无潮热汗出，带下有，二便调。舌淡、舌体胖大，苔白；脉细滑。

孕产史：结婚1年，未避孕未孕。

辅助检查：2009年10月14日激素水平检查，FSH 98.00mIU/mL；LH 54.00mIU/mL；E_2 13.37pg/mL。2010年11月24日激素水平检查：FSH 27.58mIU/mL；LH 16.35mIU/mL；E_2 63.63pg/mL。

西医诊断：卵巢早衰。

中医诊断：闭经（肝肾阴虚，肝郁血虚）。

治法：补肾疏肝，养血清热。

处方：北沙参15g，钩藤10g，合欢皮10g，川续断15g，玉竹10g，夏枯草12g，丹参10g，菟丝子15g，远志5g，百合12g，女贞子15g，香附10g，泽兰10g。40剂。

二诊：2011年1月9日。末次月经2011年1月8日，经前基础体温呈不典型双相。末前次月经2010年12月15日。舌质嫩；脉细滑。

处方：北沙参15g，丹参10g，金银花12g，墨旱莲12g，桃仁10g，百合12g，绿萼梅10g，益母草10g，玫瑰花5g，女贞子15g，川续断

15g，生甘草 5g。50 剂。

三诊：2011 年 3 月 19 日。末次月经 2011 年 2 月 4 日，经前基础体温呈不典型双相。舌淡红；脉细弦滑。

处方：车前子 10g，当归 10g，泽兰 10g，制首乌 10g，丹参 10g，菟丝子 15g，三棱 10g，红花 6g，生甘草 6g，阿胶珠 12g，女贞子 15g，桃仁 10g，香附 10g。30 剂。

四诊：2011 年 5 月 7 日。现基础体温呈单相波动。舌苔黄；脉细滑。

处方：北沙参 15g，丹参 10g，桃仁 10g，车前子 10g，熟地黄 10g，茜草 12g，阿胶珠 12g，月季花 6g，玉竹 10g，川芎 5g，霍石斛 10g，枳壳 10g，当归 10g，三棱 10g。40 剂。

五诊：2011 年 6 月 25 日。末次月经 2011 年 6 月 15 日，经前基础体温呈单相，经期 3 天，经量少。带下正常，腰酸。二便调。舌红、质嫩；脉细弦滑。

处方：北沙参 30g，霍石斛 10g，莲子心 3g，川续断 20g，合欢皮 10g，女贞子 15g，阿胶珠 12g，茵陈 12g，金银花 12g，川芎 5g，百合 10g，茜草 12g，车前子 10g，桃仁 10g，杜仲炭 10g，香附 10g。30 剂。

六诊：2011 年 9 月 3 日。末次月经 2011 年 7 月 23 日，经前基础体温呈单相。现基础体温有上升趋势。舌质嫩，边有齿痕；脉细滑。

处方：太子参 10g，桂圆肉 12g，枸杞子 15g，冬瓜皮 20g，薏苡仁 20g，川芎 5g，当归 10g，制首乌 10g，菟丝子 20g，泽泻 10g，蛇床子 3g，杜仲炭 10g，月季花 6g。50 剂。

七诊：2011 年 11 月 26 日。末次月经 2011 年 11 月 22 日，经前基础体温呈不典型双相。末前次月经 2011 年 11 月 10 日，淋漓近 2 周净。舌红、质嫩，舌体胖大；脉细弦滑。

处方：北沙参 20g，女贞子 15g，月季花 6g，丹参 10g，茵陈 10g，百合 10g，川芎 5g，茜草 10g，生甘草 6g，熟地黄 10g，霍石斛 10g，阿胶珠 12g，红花 6g，山茱萸 10g，车前子 10g，夏枯草 10g。50 剂。

八诊：2012 年 4 月 7 日。末次月经 2012 年 1 月 16 日，经前基础体温呈单相。现基础体温呈单相不稳。舌淡，边有齿痕；脉沉滑。

处方：菟丝子 15g，阿胶珠 12g，薏苡仁 20g，地骨皮 10g，熟地黄 10g，茵陈 10g，桃仁 10g，川芎 5g，当归 10g，白术 10g，太子参 15g，杜仲炭 10g，丹参 10g，茯苓 10g，蛇床子 3g。40 剂。

九诊：2012 年 6 月 23 日。末次月经 2012 年 6 月 19 日，末前次月经 2012 年 4 月 18 日，经前基础体温呈单相。近期情绪不佳，口服抗抑郁药治疗 3 个月。舌红、舌体胖大；脉细滑。

处方：菊花 10g，钩藤 15g，莲子心 3g，生甘草 5g，浮小麦 30g，女贞子 15g，川芎 5g，菟丝子 15g，远志 5g，百合 12g，绿萼梅 6g，茜草 12g，茵陈 12g，桃仁 10g，炒槐花 6g，冬瓜皮 15g。40 剂。

十诊：2012 年 8 月 17 日。闭经 5 年。现服用抗抑郁药中。近期情绪好转。舌体胖大，苔黄白腻；脉细滑。

处方：当归 10g，砂仁 3g，月季花 6g，车前子 15g，杜仲炭 10g，泽兰 10g，香附 10g，大腹皮 10g，生甘草 5g，冬瓜皮 15g，川楝子 6g，茜草 12g，钩藤 15g，丹参 10g。40 剂。

十一诊：2013 年 2 月 23 日。末次月经 2013 年 1 月 15 日。现基础体温呈持续不典型上升。自测尿酶免阳性，诉近日心慌。舌淡暗红，边有齿痕；脉沉滑稍数。

处方：覆盆子 15g，菟丝子 15g，苎麻根 6g，白芍药 12g，白术 10g，黄芩 6g，荷叶 10g，百合 10g，茯苓 10g，地骨皮 10g，青蒿 6g，北沙参 12g，侧柏炭 10g。14 剂。

十二诊：2013 年 3 月 9 日。基础体温上升后持续稳定。近日查血 HCG > 5000mIU/mL。2013 年 2 月 24 日 B 超：子宫内可见 2.5cm×2.1cm 妊娠囊，胎芽 0.7cm，可见胎心。

处方：覆盆子 15g，苎麻根 6g，菟丝子 15g，竹茹 6g，白术 10g，山药 15g，地骨皮 10g，百合 12g，茯苓 10g，墨旱莲 15g，侧柏炭 10g。20 剂。

十三诊：2014 年 4 月 19 日。产后 7 个月复诊。2013 年 9 月 23 日顺产一男婴。哺乳 1 个月，缺乳，断乳。产后闭经至今。带下无，无潮热汗出。舌体胖大；脉细滑。

处方：首乌藤 15g，玉竹 10g，砂仁 3g，百合 12g，丹参 10g，川芎 5g，钩藤 15g，女贞子 15g，月季花 6g，桃仁 10g，丝瓜络 15g，郁金 6g，茵陈 12g，菟丝子 15g，大腹皮 10g。40 剂。

十四诊：2014 年 8 月 23 日。末次月经 2014 年 8 月 22 日。末前次月经 2014 年 7 月 5 日，经期 5 天，经量少。近期基础体温未测。舌质暗、舌体胖大，苔黄薄；脉细滑。

处方：太子参 12g，当归 10g，丝瓜络 15g，砂仁 3g，茵陈 12g，白扁豆 10g，夏枯草 12g，菟丝子 15g，杜仲 10g，大腹皮 10g，生甘草 5g，丹参 10g，川芎 5g。40 剂。

【按语】首诊据舌、脉、症，辨证肝肾阴虚，肝郁血虚。治法以滋阴补肾为主，佐疏肝养血、清热化瘀。首诊方以北沙参为君，滋肺阴以启肾阴，金水相生。女贞子、玉竹、百合助君药增强补肾滋阴之功；续断、菟丝子补肾阳以益阴。以上诸药共为臣药。佐合欢皮、香附、远志疏肝解郁安神；钩藤清热平肝、夏枯草清热泻火；丹参、泽兰养血活血。首方服药 40 剂后月经来潮，基础体温呈双相，提示肾气精血渐充，或有排卵。二诊辅以活血化瘀之法，方中加益母草、桃仁化瘀，以改变脉络瘀滞之状态。考虑有情志致病因素，加绿萼梅、玫瑰花疏肝解郁。十一诊时患者妊娠。舌淡暗红，脉沉滑稍数，提示肾气不足兼有内热。药用覆盆子、菟丝子固肾，佐地骨皮、青蒿、黄芩清内热；予白术、茯苓健脾安胎。产后复诊，产后缺乳，仍闭经，提示孕期以血养胎，产后气血肾精更虚。续予补肾养血，清热化瘀之法治疗，以期血海充盛满盈月经恢复。

第三章

多囊卵巢综合征验案

3

一、药流后多囊卵巢综合征案

卞某，33 岁，已婚。初诊：2016 年 1 月 9 日。

主诉：月经紊乱 2 年。

现病史：14 岁初潮，周期 30 天，经期 5 ~ 7 天，经量中等。2014 年 1 月药流后持续出血、量多，以后月经周期后错。末次月经 2015 年 11 月 7 日。末前次月经 2015 年 4 月。舌淡、舌体胖大；脉细滑。

孕产史：G2P0，药流 2 次。末次流产 2014 年 1 月。近 2 年未避孕未孕。

辅助检查：2015 年 8 月 19 日激素水平检查，FSH 7.57mIU/mL；LH 17.69mIU/mL；PRL 5.01ng/mL；E_2 77.65pg/mL；T 51.40ng/dL。

西医诊断：多囊卵巢综合征。

中医诊断：月经后期（脾肾不足，痰湿瘀滞）。

治法：补肾健脾，利湿化瘀。

处方：冬瓜皮 15g，夏枯草 10g，川芎 5g，当归 10g，泽兰 10g，薏苡仁 15g，白术 10g，川续断 15g，菟丝子 10g，泽泻 10g，车前子 10g，延胡索 10g，郁金 6g。20 剂。

二诊：2016 年 3 月 19 日。末次月经 2016 年 2 月 1 日，经前基础体温呈不典型双相。现基础体温典型上升。舌淡暗；脉细滑。

处方：当归 10g，川芎 5g，白术 10g，茯苓 10g，荷叶 10g，枸杞子 15g，川续断 15g，茵陈 12g，菟丝子 15g，郁金 6g，香附 10g，夏枯草 12g，瞿麦 6g，枳壳 10g。20 剂。

基础体温见下图。

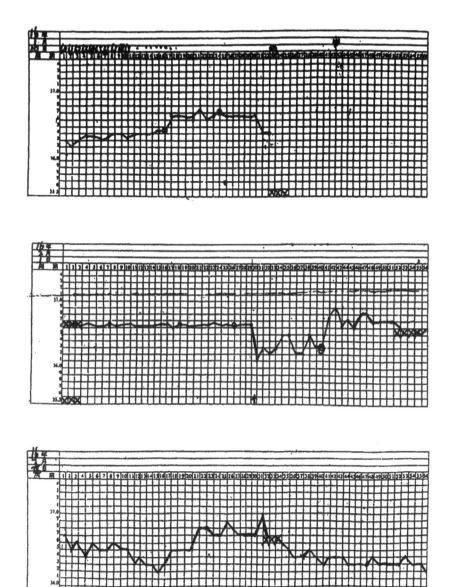

　　三诊：2016 年 5 月 21 日。末次月经 2016 年 4 月 28 日，经期 3 天，经前基础体温近典型双相（高温 10 天）。末前次月经 2016 年 3 月 20 日。

舌暗；脉细滑。

　　处方：车前子 10g，枸杞子 15g，川续断 15g，杜仲 12g，当归 10g，茜草 12g，丝瓜络 10g，月季花 6g，红花 5g，浙贝母 10g，桂圆肉 10g，三棱 10g。20 剂。

　　基础体温见下图。

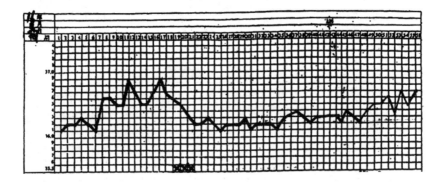

　　四诊：2016 年 7 月 9 日。末次月经 2016 年 6 月 7 日，经前基础体温呈不典型双相。现基础体温呈低温相。近日带下增多。舌暗；脉细滑。

　　处方：当归 10g，茜草 10g，三棱 10g，杜仲 10g，路路通 10g，苏木 10g，茯苓 10g，生麦芽 12g，菟丝子 15g，夏枯草 10g，浙贝母 10g，月季花 6g，红花 5g，冬瓜皮 15g。20 剂。

　　基础体温见下图。

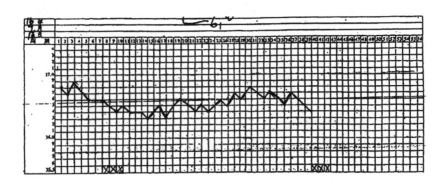

五诊：2016 年 8 月 27 日。末次月经 2016 年 8 月 24 日，末前次月经 2016 年 7 月 24 日，经前基础体温呈不典型双相。舌暗、质嫩；脉细滑。

处方：阿胶珠 12g，太子参 10g，川芎 5g，瞿麦 6g，当归 10g，茵陈 10g，砂仁 5g，夏枯草 10g，菟丝子 15g，丝瓜络 10g，蛇床子 3g，三棱 10g。30 剂。

六诊：2016 年 10 月 8 日。现基础体温上升后稳定。无腹痛。2016 年 10 月 4 日下午少量阴道出血。舌暗红，苔薄白；脉细滑。2016 年 10 月 1 日查 HCG 229.00mIU/mL；P 27.32ng/mL。2016 年 10 月 4 日查 HCG 375.90mIU/mL；E_2 115.60pg/mL；P 34.99ng/mL。

处方：覆盆子 15g，侧柏炭 15g，山药 15g，苎麻根 10g，枸杞子 15g，白术 10g，椿皮 5g，莲子心 3g，莲须 10g，菟丝子 15g，青蒿 6g，玉竹 10g。7 剂。

【按语】 本案辨证脾肾不足，痰湿瘀滞，治法健脾补肾，利湿化瘀。首诊方以川续断、菟丝子为君，补益肾精。药用冬瓜皮、薏苡仁、白术、泽泻、车前子为臣，健脾利水祛湿。佐当归、川芎、泽兰、郁金活血调经，泽兰活血祛瘀同时尚可除胃肠之滞浊；延胡索入血分散瘀，走气分行滞，活血调经；夏枯草解郁散结。以后数诊均循此辨证思路加减用药。以浙贝母清热散结；路路通、丝瓜络通经活络、利水除湿。数诊后患者月经周期稳定，基础体温呈双相，六诊时受孕。孕后见少量阴道出血，有胎漏之象。保胎方药用苎麻根、菟丝子、枸杞子、覆盆子、莲须补肾益精；白术、山药健脾益气，以后天养先天；舌暗红，提示血分有热，以侧柏炭、椿皮清热燥湿、固冲止血；以莲子心、青蒿清心火，祛虚热。保胎方诸药共用，达健脾补肾、清热固冲之效，促肾气充足，胎元稳固。

二、多囊卵巢综合征致闭经案

张某，20 岁，未婚。初诊：2013 年 5 月 4 日。

主诉：闭经 4 年。

现病史：13 岁月经初潮，周期 30 天，经期 3 ～ 5 天，经量中等。2009 年因学习压力大出现闭经，末次月经 2009 年 6 月。曾予中药治疗。现胡须重，带下少，眠佳，纳可，二便调。诉自幼喜食酸冷。舌淡暗、舌体胖大，苔白；脉细滑。

孕产史：无孕产史。

辅助检查：2012 年 12 月 2 日激素水平检查，FSH 5.75mIU/mL；LH 6.91mIU/mL；E_2 45.78pg/mL；PRL 8.88ng/mL；T ＜ 0.69ng/mL。2012 年 12 月 2 日查 B 超检查：子宫三径 3.4cm×3.6cm×2.4cm；子宫内膜厚度 0.7cm；左卵巢 2.5cm×1.9cm，右卵巢 3.2cm×1.5cm。

西医诊断：多囊卵巢综合征。

中医诊断：闭经（脾虚湿阻）。

治法：健脾益气，利湿调经。

处方：阿胶珠 12g，首乌 10g，丹参 10g，茜草 12g，蛇床子 3g，白术 10g，当归 10g，月季花 6g，茵陈 12g，远志 5g，砂仁 3g，大腹皮 10g，槐花 6g，川芎 5g，路路通 10g。20 剂。

二诊：2013 年 6 月 29 日。现基础体温呈单相不稳。带下少。舌淡暗；脉细滑。2013 年 5 月 16 日激素水平检查：FSH 6.27mIU/mL；LH 4.64mIU/mL；E_2 33.79pg/mL；PRL 13.00ng/mL；T ＜ 0.69ng/mL。2013 年 6 月 30 日 B 超检查：子宫三径 3.3cm×3.4cm×2.2cm；子宫内膜厚度 0.3cm；左卵巢 3.3cm×1.5cm，右卵巢 2.8cm×1.5cm，内见 ＞ 12 个窦卵泡。

处方：太子参 15g，丹参 15g，茜草 12g，泽兰 10g，大腹皮 10g，桃仁 10g，茵陈 12g，桑寄生 15g，菟丝子 20g，白术 10g，槐花 6g，蛇床子 3g，川芎 5g。40 剂。

三诊：2013 年 9 月 14 日。现基础体温呈单相波动。带下少。舌淡暗，苔白；脉细滑无力。

处方：冬瓜皮 30g，荷叶 10g，郁金 6g，陈皮 10g，茜草 12g，月季花 6g，生甘草 5g，菟丝子 20g，女贞子 15g，大腹皮 10g，槐花 6g，茵陈 12g，川续断 15g，当归 10g。20 剂。

四诊：2013 年 12 月 21 日。现基础体温呈单相波动。带下有、量少，胡须、体毛重。舌苔黄腻；脉细滑。

处方：冬瓜皮 30g，砂仁 3g，夏枯草 12g，桔梗 10g，川楝子 6g，川芎 5g，泽兰 10g，枳壳 10g，茵陈 12g，白扁豆 10g，萆薢 10g，生麦芽 12g，车前子 10g。40 剂。

五诊：2014 年 4 月 5 日。末次月经 2014 年 3 月 18 日，末前次月经 2014 年 1 月 24 日，经前基础体温呈不典型双相。舌淡暗；脉细滑。

处方：冬瓜皮 20g，薏苡仁 20g，当归 10g，川芎 5g，荷叶 10g，月季花 6g，阿胶珠 12g，大腹皮 10g，泽兰 10g，木香 3g，丝瓜络 15g，荔枝核 10g，杜仲 10g。20 剂。

六诊：2014 年 6 月 21 日。近期无性交史。舌体胖大，苔白腻；脉细滑。2014 年 6 月 20 日 B 超检查：子宫三径 3.4cm×4.2cm×2.4cm；子宫内膜厚度 1.0cm；左卵巢 3.0cm×1.5cm，右卵巢 3.1cm×1.4cm，可见 12 个以上卵泡。

处方：柴胡 5g，荷叶 10g，茯苓 10g，川续断 15g，桃仁 10g，大腹皮 10g，砂仁 3g，夏枯草 12g，月季花 6g，菟丝子 20g，佩兰 3g，川芎 5g。20 剂。

七诊：2014 年 9 月 20 日。现基础体温呈单相波动。舌体胖大，苔白；

脉细滑。

处方：菊花 10g，泽兰 10g，生麦芽 12g，丹参 10g，荷叶 10g，川芎 5g，浙贝母 10g，茵陈 12g，生甘草 5g，百合 12g，夏枯草 12g，玉竹 10g，枳壳 10g。20 剂。

八诊：2014 年 11 月 8 日。现基础体温呈单相波动，带下无。舌暗红，苔白干；脉细滑。

处方：太子参 12g，荷叶 10g，茵陈 12g，玉竹 10g，茯苓 10g，丹参 10g，合欢皮 10g，丝瓜络 15g，绿萼梅 6g，天冬 10g，金银花 12g，百合 12g，阿胶珠 12g，黄芩 6g。20 剂。

【按语】本案辨证脾虚湿阻，治法健脾益气，利湿调经。首诊方药用茵陈、槐花祛湿化浊；大腹皮、砂仁行气化浊，丹参、茜草、川芎、路路通活血调经；经本阴血，脾胃为气血生化之源，白术健脾；首乌、当归养血活血；月季花活血调经，疏肝解郁；少佐蛇床子温补阳气以运化痰湿；远志安神益智，交通心肾，兼能祛痰。二诊方药用菟丝子、桑寄生补肾以治本；以太子参益气健脾；以茵陈、槐花祛湿化浊；以桃仁、丹参、泽兰、川芎活血调经；脾胃为后天之本，气血生化之源，以白术健脾以助气血生化；药用少量蛇床子温肾以助排卵。三诊方沿袭前法，祛湿活血通经。以冬瓜皮为君，祛湿化浊；配伍荷叶、槐花、茵陈加强冬瓜皮祛湿化浊之效；配伍陈皮、大腹皮行气以化湿，气行则湿化；同时以当归、郁金、茜草活血调经。四诊时患者见胡须、体毛重，四诊方加用车前子、白扁豆、草薢祛湿，生麦芽健脾消食，加强运化湿浊之效；舌苔黄腻，加用夏枯草、川楝子清肝热，疏肝气。五诊时有月经来潮，基础体温呈不典型双相，提示或有排卵。周期仍不规律，故此后数诊方以薏苡仁、冬瓜皮、荷叶、茵陈祛湿化浊，大腹皮、木香、砂仁等行气化湿，当归、川芎、桃仁活血调经，柴胡、合欢皮、月季花、菊花疏肝解郁，太子参、玉竹、百合补肺启肾，菟丝子、川续断、杜仲补益肝肾，佩兰、浙贝母、夏枯草祛湿散结。

三、多囊卵巢综合征致异常子宫出血案

案1　宗某，女，21岁。初诊：2011年12月10日。

主诉：月经稀发7年。

现病史：14岁初潮。初潮起即月经稀发至今，周期2～3月一行，经期30天左右，需用避孕药止血。曾因异常子宫出血量多致贫血输血。末次月经2011年11月25日（黄体酮撤退出血）。末前次月经2011年5月（自然月经）。现无不适主诉，二便调。自幼喜食辛辣。舌红，苔黄厚；脉沉细滑数。

孕产史：无孕产史。

辅助检查：2011年1月19日激素水平检查，FSH 6.68mIU/mL；LH 8.22mIU/mL；E_2 53.00pg/mL；T 1.58ng/mL；PRL 13.85ng/mL；P 0.40ng/mL。2011年1月19日B超检查：子宫三径5.2cm×4.4cm×3.2cm；子宫内膜厚度0.4cm；双附件未见异常。

西医诊断：多囊卵巢综合征。

中医诊断：崩漏（肾精亏虚，阴虚湿热）。

治法：养阴清热，利湿调经。

处方：墨旱莲15g，荷叶10g，地骨皮10g，茵陈12g，白扁豆10g，黄芩6g，连翘10g，生牡蛎20g，首乌10g，莲子心3g，槐花6g，芦根10g，椿皮5g，香附10g。20剂。

二诊：2011年12月31日。末次月经2011年11月20日。现基础体温呈单相。体毛重。舌苔黄厚；脉细滑。

处方：柴胡5g，荷叶10g，车前子10g，川芎5g，薏苡仁20g，茜草10g，枳壳10g，莱菔子10g，桃仁10g，苏木10g，当归10g，月季花6g，

杜仲 10g，生麦芽 12g，荷叶 10g，绿萼梅 6g，北沙参 15g。40 剂。

三诊：2012 年 2 月 18 日。现基础体温呈单相波动。舌苔黄厚；脉细滑。

处方：生牡蛎 20g，黄芩 10g，莲子心 3g，益母草 10g，丹参 10g，女贞子 15g，生地黄 10g，大蓟 15g，小蓟 15g，荷叶 10g，地骨皮 10g，枳壳 10g，香附 10g，墨旱莲 15g。20 剂。

四诊：2012 年 3 月 17 日。末次月经 2012 年 3 月 10 日，经前基础体温呈不典型双相。舌绛，苔厚腻；脉细滑。2012 年 3 月 12 日激素水平检查：FSH 3.49mIU/mL；LH 3.66mIU/mL；E_2 75.00pg/mL；T 0.50ng/mL。

处方：枸杞子 12g，菟丝子 15g，枳壳 10g，香附 10g，茯苓 10g，陈皮 5g，丹参 10g，荷叶 10g，槐花 6g，茜草 10g，杜仲 10g，仙鹤草 10g，大蓟 15g，小蓟 15g，茵陈 10g，益母草 10g，桑寄生 15g。20 剂。

五诊：2012 年 4 月 14 日。现基础体温呈单相、低温、平稳。舌苔黄厚腻；脉细滑。

处方：车前子 10g，生麦芽 12g，合欢皮 10g，菟丝子 15g，女贞子 15g，砂仁 5g，大腹皮 10g，丹参 10g，杜仲 10g，川续断 15g，路路通 10g，三棱 10g，当归 10g，月季花 6g，益母草 10g。20 剂。

六诊：2012 年 5 月 12 日。末次月经 2012 年 5 月 2 日，经前基础体温呈典型双相。舌苔白干；脉细滑。

处方：北沙参 12g，墨旱莲 15g，白扁豆 10g，月季花 6g，丝瓜络 15g，荷叶 10g，夏枯草 12g，路路通 10g，大腹皮 10g，川芎 5g，茵陈 12g，茯苓 10g，车前子 10g，三棱 10g，槐花 5g。20 剂。

七诊：2012 年 6 月 9 日。经前基础体温呈不典型双相。现基础体温呈低温相。舌暗，苔薄黄；脉沉滑。

处方：车前子 10g，当归 10g，月季花 6g，丝瓜络 15g，大腹皮 10g，益母草 10g，北沙参 15g，浙贝母 10g，青蒿 6g，丹参 10g，女贞子 15g，枳壳 10g。20 剂。

八诊：2012 年 7 月 28 日。现基础体温单相不稳。舌苔黄；脉细滑。

处方：车前子 15g，生麦芽 12g，枳壳 12g，茵陈 12g，白扁豆 10g，合欢皮 10g，大腹皮 10g，丹参 10g，路路通 10g，三棱 10g，莱菔子 12g，红花 5g，香附 10g。20 剂。

九诊：2012 年 8 月 18 日。末次月经 2012 年 8 月 9 日，经前基础体温呈不典型双相，经量少，今日阴道仍有少量出血。舌淡暗，苔白厚；脉细滑。

处方：柴胡 5g，荷叶 10g，清半夏 6g，丝瓜络 20g，大蓟 15g，小蓟 15g，仙鹤草 15g，侧柏炭 10g，茵陈 10g，白芍药 10g，黄芩炭 6g，寒水石 10g，香附 10g。20 剂。

十诊：2012 年 9 月 8 日。阴道不规则出血后血量增多 8 天。2012 年 9 月 3 日服达英 35 一片，日 1 次，昨日血净。舌苔黄；脉细滑。

处方：北沙参 15g，黄芩 6g，川续断 15g，金银花 10g，地骨皮 10g，合欢花 10g，月季花 6g，椿皮 6g，益母草 10g，车前子 10g，侧柏炭 15g，夏枯草 10g，桑寄生 15g，芦根 10g。20 剂。

十一诊：2012 年 11 月 3 日。服用达英 35 后 2012 年 9 月 28 日月经来潮，10 天净。现基础体温呈上升趋势。舌苔厚；脉细滑。

处方：北沙参 15g，黄芩 6g，杏仁 6g，枳壳 10g，白扁豆 10g，茵陈 10g，菟丝子 15g，女贞子 10g，茜草 12g，槐花 5g，陈皮 5g，青蒿 6g，茯苓 10g，百部 10g，苏木 10g。20 剂。

十二诊：2013 年 2 月 2 日。末次月经 2013 年 1 月 15 日，末前次月经 2012 年 12 月 15 日，经前基础体温呈单相波动。舌苔黄；脉细滑。

处方：柴胡 5g，夏枯草 12g，郁金 6g，川芎 5g，女贞子 15g，枳壳 10g，砂仁 3g，茯苓 10g，茵陈 12g，菟丝子 15g，当归 10g，三棱 10g，大腹皮 10g，槐花 6g，益母草 10g。20 剂。

十三诊：2013 年 4 月 27 日。末次月经 2013 年 4 月 22 日，经前基础体温呈单相波动。现基础体温呈单相波动。今日血量增多。舌淡；脉细滑。

处方：太子参 15g，白术 10g，川续断 15g，仙鹤草 15g，大蓟 15g，小蓟 15g，生牡蛎 15g，阿胶珠 12g，侧柏炭 15g，地骨皮 10g，杜仲 10g，三七粉 3g（冲服），茯苓 10g。20 剂。

十四诊：2013 年 6 月 22 日。末次月经 2013 年 6 月 9 日（服妈富隆药后）。舌暗，苔黄；脉细滑。

处方：生牡蛎 15g，寒水石 5g，地骨皮 10g，莲子心 3g，荷叶 10g，茯苓 10g，川续断 15g，菟丝子 15g，杜仲 10g，三七粉 3g（冲服），芦根 10g。20 剂。

十五诊：2013 年 8 月 3 日。现停经 2 个月，基础体温呈单相波动。舌苔黄；脉细滑。

处方：生牡蛎 15g，黄芩 6g，柴胡 5g，玉竹 10g，女贞子 15g，北沙参 15g，砂仁 3g，荷叶 10g，车前子 10g，墨旱莲 15g，侧柏炭 10g，大腹皮 10g，槐花 6g。20 剂。

十六诊：2013 年 10 月 19 日。末次月经 2013 年 4 月。现基础体温呈单相波动，近日少量褐色分泌物。舌苔厚腻；脉细滑。

处方：北沙参 15g，荷叶 10g，薏苡仁 20g，车前子 10g，白术 10g，当归 10g，川芎 5g，夏枯草 12g，炒蒲黄 10g，大蓟 15g，小蓟 15g，枸杞子 15g，茯苓 10g，桔梗 10g，桑枝 10g，浙贝母 10g。20 剂。

十七诊：2014 年 1 月 4 日。末次月经 2013 年 12 月 27 日，经前基础体温呈单相波动。末前次月经 2013 年 11 月 9 日，经前基础体温呈不典型双相。舌苔厚腻；脉细滑。

处方：冬瓜皮 20g，茯苓 10g，大腹皮 10g，泽兰 10g，槐花 6g，茵陈 12g，白扁豆 10g，钩藤 10g，葛根 6g，川芎 5g，百部 10g，车前子 10g，夏枯草 12g，杜仲 10g，丹参 10g。20 剂。

十八诊： 2014 年 3 月 29 日。2014 年 3 月 7 日起阴道少量淋漓出血，3 月 24 日血量增多至今，有血块。现基础体温呈单相波动。舌苔白黄干；脉沉细滑。

处方：生牡蛎 20g，仙鹤草 15g，益母草 10g，白芍药 10g，大蓟 15g，小蓟 15g，侧柏炭 20g，墨旱莲 15g，荷叶 10g，藕节 20g，莲须 5g，乌梅 6g，北沙参 15g，黄芩炭 10g。7 剂。

十九诊： 2014 年 5 月 24 日。末次月经 2014 年 4 月 29 日（服妈富隆药后）。现基础体温呈单相波动。舌苔黄干；脉细滑稍数。

处方：太子参 12g，黄芩 6g，地骨皮 10g，墨旱莲 15g，荷叶 10g，青蒿 6g，芦根 10g，白芍药 10g，女贞子 15g，浙贝母 10g，茵陈 12g，益母草 10g。20 剂。

二十诊： 2014 年 8 月 2 日。末次月经 2014 年 7 月 5 日。末前次月经 2014 年 6 月 4 日。现基础体温呈单相波动。舌苔厚黄；脉细滑。

处方：冬瓜皮 20g，薏苡仁 15g，川芎 6g，莱菔子 10g，菟丝子 20g，砂仁 5g，荷叶 10g，佩兰 5g，杜仲 12g，当归 10g，桃仁 10g，延胡索 10g，生麦芽 12g。20 剂。

二十一诊： 2014 年 10 月 11 日。末次月经 2014 年 9 月 9 日，经前基础体温呈不典型双相。舌苔白腻；脉细滑。

处方：冬瓜皮 15g，佩兰 3g，砂仁 3g，车前子 10g，红花 5g，桂枝 3g，生麦芽 12g，夏枯草 12g，茜草 12g，槐花 6g，茯苓 10g，苏木 10g，杜仲 10g。40 剂。

二十二诊： 2014 年 12 月 13 日。末次月经 2014 年 11 月 6 日，经前基础体温呈不典型双相，近日感冒。舌红，苔黄厚腻；脉细滑。

处方：车前子 10g，生麦芽 12g，大腹皮 10g，槐花 10g，枳壳 10g，丹参 10g，月季花 6g，路路通 10g，郁金 6g，川芎 5g，荷叶 10g，砂仁 3g，泽兰 10g。20 剂。

二十三诊：2015年4月18日。2015年3月5日阴道不规则出血，口服妈富隆后血止。末次月经2015年4月6日。舌苔白厚；脉细滑。

处方：柴胡5g，生牡蛎15g，寒水石10g，菟丝子15g，当归10g，茵陈12g，荷叶10g，百合10g，黄芩炭10g，覆盆子15g，川续断10g，莲子心3g。20剂。

二十四诊：2015年6月13日。现基础体温典型上升。2015年6月1日查尿HCG阳性。舌苔黄；脉细滑。

处方：覆盆子15g，荷叶10g，佩兰3g，菟丝子20g，苎麻根10g，黄芩6g，莲子心3g，莲须5g，青蒿6g，侧柏炭15g。14剂。

二十五诊：2015年6月27日。现基础体温上升后稳定。无腹痛及阴道出血。舌暗；脉细滑。2015年6月14日查：P 10.40ng/mL；HCG 69250.00mIU/mL。2015年6月20日B超检查：胎囊4.0cm×2.3cm，内见胎芽0.6cm，可见胎心搏动。

处方：覆盆子15g，侧柏炭20g，山药15g，青蒿6g，苎麻根10g，菟丝子15g，玉竹10g，白术10g，椿皮5g，莲须5g。14剂。

【按语】 本案辨证肾精亏虚、阴虚湿热，治法养阴清热，利湿调经。首诊方药用墨旱莲、首乌补益肾精而不助热。药用黄芩清热燥湿，白扁豆健脾化湿，茵陈清热利湿，三药共奏祛湿之效。药用芦根清热生津利尿；连翘清热利尿，助湿热之邪由下焦而解。药用莲子心清火生津。佐清虚热之地骨皮，利湿之荷叶，凉血之槐花，收涩之生牡蛎、椿皮，五药均有止血之功。药用香附理气调经。二诊见舌苔白干，阴津不足之象明显，方入北沙参养阴生津，加川芎合月季花既行气又活血，促进卵子排出。三、四诊仍见黄苔、滑脉，仍循养阴血、清湿热辨证思路，加枳壳、香附理气，推动湿气在体内的运行，加快湿邪外出。九诊时值行经期间，经血延时不净，考虑阴虚血热，迫血旺行，予侧柏炭、黄芩炭清热凉血止血。另加柴胡和解表里之热邪，侧柏与白芍药相配，同《女科调经要旨》所录"剪红饮"，治月水淋漓不断。十八诊时再见经血延时不净，重用生牡蛎为君，治崩漏下血，亦有滋阴之效。至二十四诊时患者妊娠，治法补肾固胎。患者素肾虚湿热，药用菟丝子、覆盆子补肾固精，苎麻根凉血安胎。

案2 刘某，女，17岁，未婚。初诊：2012年5月19日。

主诉：月经淋漓不尽半年。

现病史：12岁初潮，既往月经规律。2011年2月无诱因不规则阴道出血，经量减少、淋漓不尽，就诊于当地医院，诊断异常子宫出血。末次月经2012年4月1日，末前次月经2012年2月22日。间断口服中药，未系统治疗。诉体重较前降低3kg，体毛重，乳房有毳毛。纳可，大便时干时稀。舌绛，苔黄厚腻；脉细滑。

孕产史：无孕产史。

辅助检查：2011年2月激素水平检查，FSH 5.90mIU/mL；LH 17.18 mIU/mL；E_2 92.36pg/mL；T 0.30ng/mL。

西医诊断：异常子宫出血。

中医诊断：崩漏（湿热证）。

治法：清热利湿，止血调经。

处方：北柴胡3g，荷叶10g，仙鹤草15g，白扁豆10g，茵陈12g，黄芩10g，覆盆子15g，椿皮5g，侧柏炭20g，佩兰3g，益母草6g，金银花10g，砂仁3g，莲须5g，寒水石6g。20剂。

二诊：2012年6月23日。末次月经2012年6月20日，经前基础体温呈不典型双相，经量中等。近日腹胀。舌苔黄厚；脉细滑。

处方：北柴胡5g，荷叶10g，茯苓10g，地骨皮10g，茵陈12g，墨旱莲15g，莱菔子12g，莲须5g，大腹皮10g，白头翁10g，香薷3g，白茅根15g，女贞子15g。20剂。

三诊：2012年9月22日。末次月经2012年9月11日，经期4天，经前基础体温呈不典型双相。末前次月经 2012 年 8 月 22 日，经期 7 天。现阴道少量出血，基础体温有上升趋势。舌苔厚腻；脉细滑。2012 年 9 月 16 日 B 超检查：子宫三径 7.1cm×3.1cm×3.3cm；子宫内膜厚度 0.5cm，右卵巢 3.5cm×2.7cm，左卵巢 3.4cm×2.8cm。

处方 1：生牡蛎 15g，荷叶 10g，黄芩 6g，莲子心 3g，墨旱莲 12g，椿皮 6g，仙鹤草 10g，远志 5g，夏枯草 12g，大蓟 12g，小蓟 12g，莲须 6g，茵陈 10g，侧柏炭 10g，地骨皮 10g。20 剂。经间期服用。

处方 2：制首乌 10g，北柴胡 3g，白术 10g，菟丝子 15g，郁金 6g，墨旱莲 12g，杜仲炭 10g，茵陈 10g，白扁豆 10g，百合 10g，茯苓 10g，白茅根 10g。14 剂。从月经第 5 天开始服药。

四诊：2012 年 10 月 27 日。末次月经 2012 年 9 月 27 日，经前基础体温近典型双相。畏寒。舌苔厚腻；脉细弦滑。

处方：生牡蛎 15g，荷叶 10g，茯苓 10g，陈皮 6g，大蓟 15g，小蓟 15g，莲子心 3g，仙鹤草 15g，香附 10g，炒槐花 6g，地骨皮 10g，墨旱莲 15g，茵陈 12g，三七粉 3g（冲服）。20 剂。

五诊：2013 年 1 月 26 日。末次月经 2013 年 1 月 25 日，经前基础体温呈不典型双相。末前次月经 2012 年 12 月 17 日，经期 5 天，经量中等。现腹胀，大便干。舌暗，苔白；脉细滑。

处方：北沙参 15g，地骨皮 10g，黄芩 10g，莲子心 3g，月季花 6g，金银花 12g，白芍药 10g，荷叶 10g，枳壳 10g，炒槐花 6g，大腹皮 10g，益母草 10g，墨旱莲 15g。20 剂。另，瓜蒌 15g×10 剂，便干时加入药中。

六诊：2013 年 4 月 27 日。末次月经 2013 年 4 月 14 日，经前基础体温呈不典型双相。末前次月经 2013 年 3 月 16 日。舌暗，苔黄；脉细滑。

处方：生牡蛎 20g，北沙参 15g，黄芩 10g，玉竹 10g，冬瓜皮 15g，菟丝子 15g，百合 12g，墨旱莲 12g，荷叶 10g，莲子心 3g，砂仁 3g，茵陈 12g，地骨皮 10g。30 剂。

七诊：2015 年 1 月 31 日。末次月经 2015 年 1 月 15 日，末前次月经 2014 年 12 月 8 日，经前基础体温呈不典型双相。诉 1 月份时前颈部淋巴结肿大。舌苔厚；脉细滑。

处方：鱼腥草 10g，菊花 10g，桔梗 10g，黄芩 10g，荷叶 10g，金银花 10g，生牡蛎 15g，莲子心 3g，茵陈 10g，芦根 12g，百部 10g，地骨皮 10g。30 剂。

八诊：2015 年 5 月 9 日。末次月经 2015 年 5 月 2 日，经前基础体温呈不典型双相。现阴道出血少量，末前次月经 2015 年 3 月 31 日，经期 7 天。舌红，苔白腻；脉细滑。

处方：生牡蛎 10g，浙贝母 10g，野菊花 12g，白头翁 10g，夏枯草 12g，钩藤 15g，地骨皮 10g，青蒿 6g，芦根 12g，百合 12g，益母草 10g，丝瓜络 15g，白茅根 15g。20 剂。

九诊：2015 年 8 月 22 日。末次月经 2015 年 8 月 18 日，末前次月经 2015 年 7 月 19 日，经前基础体温呈不典型双相，经期 5 天，经量中等。舌红，苔黄；脉细滑。2015 年 8 月 17 日激素水平检查：FSH 4.86mIU/mL；LH 5.78mIU/mL；E_2 65.53pg/mL。2015 年 7 月 31 日 B 超检查：子宫三径 4.8cm×3.7cm×4.2cm；子宫内膜厚度 0.9cm；左卵巢 2.2cm×1.6cm，右卵巢 2.7cm×2.2cm。

处方：车前子 10g，生麦芽 12g，大腹皮 10g，茜草 12g，白扁豆 10g，蛇床子 3g，浙贝母 10g，月季花 6g，瞿麦 6g，生甘草 5g，川续断 15g，女贞子 15g，泽兰 10g。20 剂。

基础体温见下图。

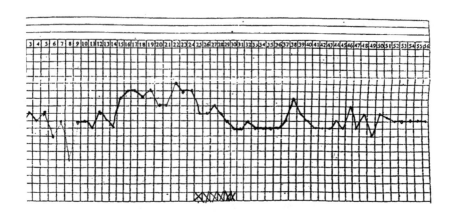

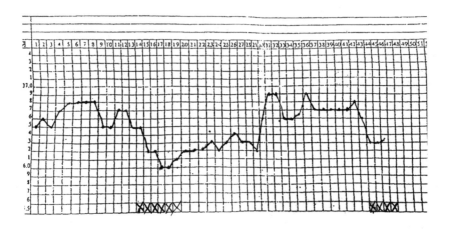

【按语】患者 17 岁，阴道不规则淋漓出血半年，证属中医"崩漏"湿热证。首诊方君以覆盆子补益肝肾，助肾主生殖功能之恢复。臣以柴胡疏达肝气，恢复肝之藏泄功能；白扁豆、佩兰健脾化湿；砂仁温脾止泻。舌绛，热象明显，佐金银花、寒水石清热；荷叶、侧柏炭凉血止血；仙鹤草、莲须、椿皮三药收敛止血。体毛重、乳房有毳毛，为高雄激素临床表现，提示多囊卵巢综合征之可能。苔黄厚腻，提示痰湿阻滞，痰湿日久蕴而化热，药用黄芩、茵陈清湿热。二诊时症见腹胀，加莱菔子消食除胀、降气化痰。三诊第 1 方于经间期服用。重用生牡蛎为君，以其咸、寒之性，收敛止血，治疗崩漏下血之症；臣以大蓟、小蓟、仙鹤草、墨旱莲数味，加强凉血、止血之力。舌苔黄腻仍见湿热，佐黄芩、茵陈清热化湿，地骨皮养阴凉血之品，使热去而阴不伤，达安血调经之效。三诊第2方于经净后服用。经后期治法以养血益肾、补肾填精为主。肾气充则主宰有力，月事以时下。药用制首乌、菟丝子为君；臣以白术、茯苓、白扁豆健脾，脾气一旺，胃气自兴，精微敷布，新血化生，月经自调。

第四章

低促性腺激素性月经失调验案

一、减肥后低促性腺激素性闭经案

案1 王某，女，25岁，已婚。初诊：2014年1月11日。

主诉：闭经1年。

现病史：12岁月经初潮，既往月经规律，周期30天，经期5天，经量中等。2012年8月节食结合运动减肥，半年体重减轻10kg。2013年1月出国留学，留学期间食量减少。末次月经2013年1月30日，经量少。之后闭经，现闭经1年。纳可，二便调。舌绛；脉细滑稍数。

孕产史：无孕产史。

辅助检查：2013年3月22日激素水平检查，FSH 3.43mIU/mL；LH 0.50mIU/mL；E_2 199.10pg/mL；PRL 9.04ng/mL。2013年3月12日B超检查：子宫三径4.5cm×3.7cm×2.2cm；子宫内膜厚度1.02cm；左卵巢3.9cm×1.9cm，右卵巢2.8cm×2.1cm。2013年9月13日激素水平检查：FSH 4.06mIU/mL；LH 1.00mIU/mL；E_2 94.00pg/mL；PRL 7.42ng/mL。2013年9月10日B超检查：子宫三径3.1cm×3.4cm×2.6cm；子宫内膜厚度0.4cm。

西医诊断：低促性腺激素性闭经。

中医诊断：闭经（肾虚血热）。

治法：养阴清热疏肝。

处方：北沙参15g，菊花10g，桔梗10g，浙贝母10g，生甘草5g，槐花6g，绿萼梅6g，菟丝子15g，山茱萸10g，牡丹皮10g，茜草12g，郁金6g，益母草10g，香附10g。20剂。

二诊：2014年3月1日。周期性有少量白带。现基础体温呈单相波动。舌暗红、舌体胖大；脉细滑。2014年1月24日甲状腺激素检查：TSH 2.47μIU/mL；T3 2.31ng/mL；T4 0.92ng/dL。2014年1月24日激素水平检查：FSH 4.16mIU/mL；LH 0.94mIU/mL；E_2 117.00pg/mL。2014 年 1 月 24 日 B 超检查：子宫三径 4.3cm×3.3cm×2.8cm；子宫内膜厚度 0.3cm；左卵巢 2.7cm×1.5cm，右卵巢 2.5cm×1.7cm。

处方：北沙参 15g，女贞子 15g，玉竹 10g，天冬 10g，丹参 10g，钩藤 15g，槐花 6g，茯苓 10g，月季花 6g，玫瑰花 6g，金银花 12g，生甘草 5g，泽兰 10g，夏枯草 12g。20 剂。

三诊：2014 年 3 月 29 日。末次月经 2014 年 3 月 28 日，经期 3 天，经量少，经前基础体温呈近典型双相。舌暗红；脉细滑。

处方：北沙参 15g，当归 10g，首乌 10g，生甘草 5g，丹参 10g，月季花 6g，郁金 6g，钩藤 15g，川芎 5g，墨旱莲 15g，菟丝子 15g，山药 15g，白术 10g，女贞子 15g。20 剂。

基础体温见下图。

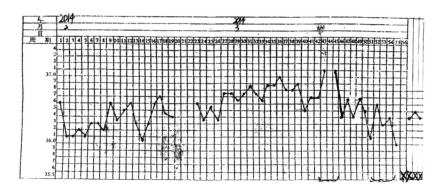

四诊：2014 年 5 月 8 日。末次月经 2014 年 4 月 26 日。舌绛、舌体胖大；脉细滑。2014 年 4 月 29 日激素水平检查：FSH 3.46mIU/mL；LH 1.85mIU/mL；E_2 90.00pg/mL。2014 年 3 月 31 日激素水平检查：FSH 5.97mIU/mL；LH 2.70mIU/mL；E_2 108.00pg/mL。2014 年 5 月 8 日 B 超检查：子宫三径 4.7cm×3.8cm×2.9cm；子宫内膜厚度 0.8cm；左卵巢 3.3cm×1.5cm，内见 2.5cm×1.5cm 无回声区，右卵巢 2.6cm×1.6cm。

处方：北沙参15g，熟地黄10g，浙贝母10g，川芎5g，月季花6g，大腹皮10g，石斛10g，玉竹10g，金银花12g，桃仁10g，钩藤10g，女贞子15g，延胡索10g，菟丝子15g，牛膝10g。20剂。

基础体温见下图。

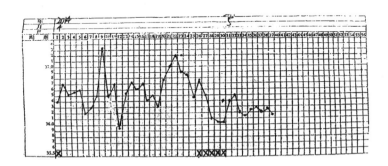

五诊：2014年6月7日。末次月经2014年5月29日，末前次月经2014年4月26日，经量中等，经期5天，经前基础体温呈不典型双相。舌绛，苔黄腻；脉细滑。

处方：北沙参15g，石斛10g，熟地黄10g，天冬10g，玉竹10g，生甘草5g，金银花12g，月季花6g，绿萼梅6g，浙贝母10g，百合12g，女贞子15g，丹参10g，知母6g，香附10g。20剂。

基础体温见下图。

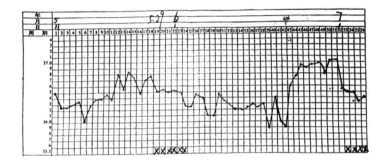

六诊：2014 年 7 月 5 日。末次月经 2014 年 7 月 2 日，经期 5 天，经量少，经前基础体温呈不典型双相。舌红、舌体胖大；脉细滑。

处方：北沙参 15g，天冬 10g，玉竹 10g，白芍药 10g，熟地黄 10g，百合 10g，青蒿 6g，大腹皮 10g，黄芩 6g，金银花 12g，绿萼梅 6g，浙贝母 10g。20 剂。

七诊：2014 年 10 月 4 日。末次月经 2014 年 8 月 28 日，末前次月经 2014 年 7 月 31 日，经前基础体温呈不典型双相。现基础体温上升。舌绛、舌体胖大；脉沉细滑。

处方：枸杞子 15g，当归 10g，玉竹 10g，茜草 12g，茵陈 12g，桃仁 10g，月季花 6g，丝瓜络 15g，苏木 10g，白术 10g，浙贝母 10g，益母草 10g，菟丝子 15g。20 剂。

八诊：2014 年 11 月 22 日。末次月经 2014 年 11 月 2 日，末前次月经 2014 年 10 月 4 日，经前基础体温呈不典型双相。现基础体温有上升趋势。舌暗红、舌体胖大；脉细滑。2014 年 10 月 6 日激素水平检查：FSH 4.53mIU/mL；LH 2.41mIU/mL；E$_2$ 23.30pg/mL。

处方：柴胡 5g，泽兰 10g，茵陈 12g，白扁豆 10g，夏枯草 12g，荷叶 10g，生麦芽 12g，川芎 5g，丝瓜络 15g，大腹皮 10g，杜仲 10g。20 剂。

基础体温见下图。

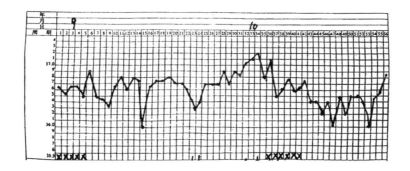

九诊：2015 年 3 月 23 日。末次月经 2015 年 3 月 11 日，末前次月经 2015 年 2 月 5 日，经前基础体温呈不典型双相。舌绛，苔黄；脉细滑。

处方：当归 10g，菊花 12g，丝瓜络 15g，月季花 6g，桃仁 10g，茜草 12g，生麦芽 12g，钩藤 15g，葛根 6g，菟丝子 15g，山茱萸 10g，绿萼梅 6g，牡丹皮 10g，熟地黄 10g，砂仁 3g。20 剂。

【按语】本案首诊辨证肾虚血热，治法养阴清热疏肝。药用北沙参补肺阴滋肾水，山茱萸滋补肝肾，菟丝子补肾填精，牡丹皮滋阴降火、活血化瘀，菊花、槐花、生甘草清热，绿萼梅、郁金疏肝，桔梗、浙贝母调理气机，茜草、益母草、香附活血化瘀。治疗近 2 个月，周期性带下增多。二诊方再以北沙参、女贞子、玉竹、天冬养阴血，以槐花、金银花、夏枯草、生甘草、钩藤清热平肝，以丹参、泽兰凉血活血，月季花、玫瑰花疏肝活血，茯苓健脾益气以化生气血。二诊药后月经来潮，经前基础体温呈不典型双相，提示排卵恢复。以后继续以养阴补血、清热疏肝之法治疗，血清 LH 水平逐渐恢复正常，月经恢复一月一行。

案 2 魏某，女，23，未婚。初诊：2016 年 1 月 26 日。

主诉：闭经 1 年半。

现病史：13 岁月经初潮，既往月经规律，周期 30 天一行，经期 5～6 天，经量中等，无痛经。2010 年 12 月后节食减肥，至 2013 年 9 月开始月经后错渐至闭经。2014 年 4 月黄体酮联合中药治疗后，月经规律 4 个月，之后月经后错渐至闭经。2015 年 5 月至 8 月补佳乐结合黄体酮治疗 3 个周期，有人工周期建立。末次月经 2015 年 8 月（HRT 后），经量中等，经行 5 天。停药后仍闭经至今。纳可，眠安，二便调。舌暗、舌体胖大；脉细滑。

孕产史：未婚，无性生活史。

辅助检查：2015 年 12 月 5 日激素水平检查，FSH 6.07mIU/mL；LH

0.32mIU/mL；E_2 16.71pg/mL；T 45.00ng/dL；PRL 2.98ng/mL。2015年12月7日B超检查：子宫三径2.9cm×3.3cm×2.3cm；子宫内膜厚度0.42cm，左卵巢1.8cm×1.1cm，右卵巢2.2cm×1.3cm。

西医诊断：低促性腺激素性闭经。

中医诊断：闭经（阴虚内热，湿浊瘀阻）。

治法：清热养阴，利湿化浊。

处方：菊花10g，桔梗10g，浙贝母10g，青蒿6g，葛根6g，玉竹10g，槐花6g，夏枯草12g，钩藤10g，生麦芽12g，川芎5g，百合12g，茯苓10g。14剂。

二诊：2016年2月16日。近日基础体温呈单相波动。带下无。舌红，苔白厚干；脉细弦滑。

处方：金银花12g，葛根6g，川贝母5g，木蝴蝶3g，青蒿6g，百合12g，白芍药10g，桔梗10g，柴胡5g，生麦芽12g，丹参10g，女贞子15g。14剂。

三诊：2016年3月22日。近日基础体温呈单相波动。带下无，纳可，二便调。舌暗红，脉细滑无力。2016年3月17日激素水平检查：FSH 6.69mIU/mL；LH 0.55mIU/mL；E_2 26.00pg/mL；T 42.00ng/dL；PRL 3.29ng/mL。

处方：北沙参20g，浙贝母10g，葛根6g，丹参10g，丝瓜络15g，夏枯草12g，茵陈12g，月季花6g，木蝴蝶3g，百合12g，川贝母6g，槐花6g，桃仁10g。7剂。

基础体温见下图。

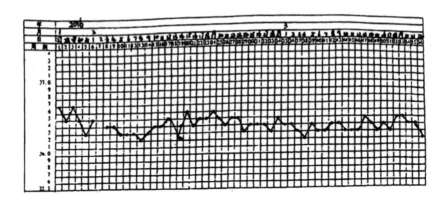

四诊：2016 年 4 月 19 日。近日基础体温呈单相波动。带下无。舌暗、质嫩，苔少；脉细滑。

处方：菊花 10g，青蒿 5g，葛根 6g，浙贝母 10g，石斛 10g，茵陈 10g，女贞子 15g，玉竹 10g，莲子心 3g，竹茹 6g，丹参 10g，生甘草 6g，百合 10g，川芎 5g。7 剂。

五诊：2016 年 5 月 3 日。近日基础体温呈单相波动。带下无。舌苔黄干；脉细弦滑。

处方：北沙参 15g，玉竹 10g，芦根 12g，竹茹 6g，钩藤 15g，夏枯草 12g，桃仁 10g，丹参 10g，茜草 10g，葛根 6g，月季花 6g，石斛 10g，瞿麦 6g，浙贝母 10g。7 剂。

六诊：2016 年 9 月 13 日。近日基础体温呈单相波动。带下无，二便调。舌质暗、舌体胖大，苔白；脉细滑无力。

处方：北沙参 15g，天冬 10g，石斛 10g，玉竹 10g，当归 10g，月季花 6g，荷叶 10g，女贞子 15g，生甘草 5g，金银花 10g，白头翁 10g，绿萼梅 6g，丹参 10g。7 剂。

七诊：2016 年 10 月 25 日。近日基础体温呈单相波动。舌质暗、舌体胖大；脉细滑。2016 年 10 月 9 日激素水平检查：FSH 9.29mIU/mL；LH 3.08mIU/mL；E_2 26.00pg/mL；T 25.15ng/dL；AND 5.64mmol/L。2016

年 9 月 26 日 B 超检查：子宫三径 3.2cm×3.4cm×2.3cm；子宫内膜厚度 0.3cm；右卵巢 3.1cm×1.8cm，卵泡大于 12 个，左卵巢 2.2cm×1.2cm，卵泡 8 个。

处方：北沙参 15g，知母 5g，郁金 6g，丹参 10g，夏枯草 10g，茜草 10g，金银花 10g，川芎 5g，桃仁 10g，槐花 5g，月季花 6g，生甘草 5g，女贞子 15g。7 剂。

基础体温见下图。

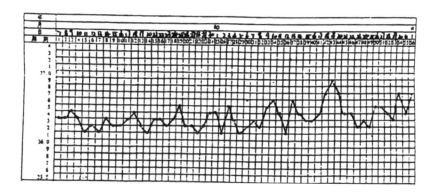

八诊：2016 年 12 月 6 日。近日基础体温呈单相波动，无月经来潮。舌暗、质嫩，舌体胖大；脉细滑。

处方：太子参 12g，郁金 5g，当归 10g，黄精 10g，枳壳 10g，槐花 5g，茜草 10g，生甘草 5g，川续断 15g，菟丝子 15g，大腹皮 10g，月季花 5g。7 剂。

九诊：2017 年 3 月 21 日。近期基础体温呈单相波动。自述 2 月底曾有少量带下，平素喜辣。舌绛、舌体胖大；脉细滑。2017 年 3 月 11 日激素水平检查：FSH 8.14mIU/mL；LH 3.2mIU/mL；E_2 31.34pg/mL；T 43.08ng/dL；AND 7.46mmol/L。

处方：枸杞子 15g，川续断 15g，茵陈 10g，荷叶 10g，丹参 10g，茜草 10g，丝瓜络 10g，白术 10g，杜仲 10g，牡丹皮 10g，山茱萸 10g，葛根 6g，浙贝母 10g，金银花 10g。7 剂。

十诊：2017 年 5 月 2 日。近期基础体温呈单相波动。舌体胖大，苔薄白干；脉细滑。

处方：北沙参 15g，丹参 10g，茜草 10g，车前子 10g，当归 10g，青蒿 6g，茵陈 10g，桃仁 10g，丝瓜络 10g，月季花 6g，浙贝母 10g，川芎 5g。7 剂。

十一诊：2017 年 6 月 27 日。末次月经 2017 年 6 月 15 日，经期 5 天，经量少，经前基础体温呈单相波动。舌绛、舌体胖大；脉细滑。

处方：北沙参 12g，石斛 10g，丹参 10g，茜草 12g，浙贝母 10g，玉竹 10g，郁金 6g，莲子心 3g，青蒿 6g，菟丝子 15g，杜仲 10g，荷叶 10g。7 剂。

基础体温见下图。

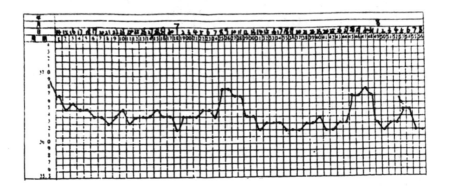

十二诊：2017 年 8 月 29 日。末次月经 2017 年 8 月 24 日，末前次月经 2017 年 8 月 2 日，经期 5 天，经量中等，经前基础体温呈不典型双相。舌暗红、舌体胖大；脉细滑。2017 年 8 月 4 日激素水平检查：FSH 6.64mIU/mL；LH 4.07mIU/mL；E_2 39.51pg/mL；T 40.57ng/dL；PRL 7.91ng/mL。2017 年 8 月 10 日 B 超检查：子宫三径 3.3cm×3.6cm×2.8cm；子宫内膜厚度 0.4cm，右卵巢 2.5cm×1.5cm，内探及 8～9 个卵

泡；左卵巢 2.9cm×1.6cm，内探及 12 个以上卵泡。

处方：车前子 10g，茵陈 10g，生麦芽 12g，川芎 6g，枳壳 10g，大腹皮 6g，白扁豆 10g，百合 10g，桃仁 10g，槐花 5g，月季花 6g，浙贝母 10g。7 剂。

基础体温见下图。

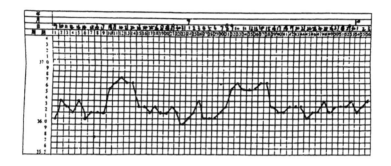

十三诊：2017 年 10 月 17 日。末次月经 2017 年 10 月 14 日，末前次月经 2017 年 9 月 16 日，经前基础体温呈不典型双相。舌暗红、舌体胖大；左脉沉细滑，右脉沉滑。

处方：北沙参 15g，熟地黄 10g，绿萼梅 6g，菊花 10g，夏枯草 10g，玉竹 10g，枳壳 10g，生甘草 6g，槐花 5g，川芎 6g，泽兰 10g，百合 10g，桃仁 10g。7 剂。

基础体温见下图。

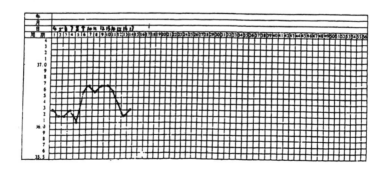

【按语】本案辨证阴虚内热，湿浊瘀阻，治法养阴清热，利湿化浊。首诊用方以玉竹、百合为君养阴清热；菊花、夏枯草、青蒿、葛根为臣清肺胃毒热；佐槐花、钩藤清热平肝，浙贝母、桔梗调理气机，使湿热之邪从气而化，生麦芽行气消导化浊，茯苓、川芎健脾活血利湿。延续此法治疗至七诊时，复查 LH 3.08mIU/mL，B 超双侧卵巢可见卵泡，病情改善。九诊时患者诉有少量带下，提示阴血逐渐恢复。九诊药用枸杞子、川续断、杜仲、山茱萸，滋补肾精、温补肾阳。至十二诊时，脉细滑无力之象较前改善，提示血海充盈；月经周期恢复，基础体温显示有周期性排卵。

二、减肥后垂体功能受损月经稀发案

张某，女，20 岁，未婚。初诊：2016 年 10 月 8 日。

主诉：月经稀发半年。

现病史：既往月经规律，周期 30 天，经期 4 ～ 5 天，经量中等。2016 年 2 月减肥，2 个月内体重减轻 5kg，此后月经稀发。末前次月经 2016 年 5 月 2 日。停经 2 月后，于 2016 年 7 月起口服中药饮片治疗，末次月经 2016 年 8 月 17 日。现基础体温呈单相波动。带下有，纳可，二便调。舌暗红、舌体胖大；脉细滑。

孕产史：无孕产史。

辅助检查：2016 年 8 月 19 日激素水平检查，FSH 3.07mIU/mL；LH 1.70mIU/mL；E_2 26.51pg/mL；PRL 9.16ng/mL；T 51.36ng/dL；P 0.62ng/mL。

西医诊断：月经稀发；低促性腺激素血症。

中医诊断：月经后期（阴虚内热）。

治法：养阴清热。

处方：枸杞子 15g，女贞子 15g，桑叶 10g，芦根 10g，熟地黄 10g，丹参10g，月季花6g，金银花12g，川续断15g，钩藤15g，百合12g。40剂。

二诊：2016年12月3日。末次月经2016年11月29日，末前次月经2016年10月14日，经前基础体温呈不典型双相。舌淡红；脉细滑。

处方：阿胶珠12g，茵陈12g，砂仁3g，白扁豆10g，莲子心3g，北沙参15g，荷叶10g，侧柏炭15g，丹参10g，枸杞子15g，川续断15g，葛根6g，川芎5g。20剂。

三诊：2017年2月11日。末次月经2017年2月10日，经前基础体温呈不典型双相。末前次月经2017年1月13日。舌淡；脉细滑。

处方：阿胶珠12g，当归10g，熟地黄10g，桃仁10g，车前子10g，茵陈10g，杜仲10g，覆盆子15g，牡丹皮10g，生甘草6g，百合10g，葛根3g，夏枯草12g。20剂。

四诊：2017年4月1日。末次月经2017年3月11日，经前基础体温呈不典型双相。舌淡；脉细滑。2017年2月12日激素水平检查：FSH 5.45mIU/mL；LH 2.30mIU/mL；E_2 51.00pg/mL；PRL 6.09ng/mL；T 46.50ng/dL。2017年2月8日B超检查：子宫三径5.1cm×5.6cm×4.0cm；子宫内膜厚度1.0cm；右侧卵巢4.3cm×3.6cm，内见3.4cm×2.8cm囊性回声，内有絮状回声。左侧卵巢2.1cm×1.3cm。

处方：太子参12g，当归10g，墨旱莲15g，川续断15g，菟丝子15g，白术10g，山药15g，茯苓10g，月季花6g，菊花12g，杜仲10g，益母草12g，阿胶珠12g。40剂。

【按语】本案辨证阴虚内热，治法养阴清热。首诊用方以枸杞子、女贞子、熟地黄为君，滋补肾阴。臣以续断补肾阳，阳中求阴。以桑叶、金银花、月季花、钩藤为佐，平肝清热。首诊时舌脉尚未见肝郁之象。肾为水脏，肾水不足，水不涵木，致木失条达；肝藏血，肝气不疏，影响经水适时而下。故从治未病角度考虑，需在补益肾阴同时兼平肝清热。少佐芦根、百合，清肺胃之火，补肺胃之阴。以丹参为使，活血化瘀。二诊时患者基础体温呈不典型双相，提示排卵恢复，治法以补养阴血为主。二诊方酌加阿胶珠、北沙参增强补益阴血之效。患者尚未婚，可少佐川芎、丹参活血调经。少佐砂仁、白扁豆健脾利湿浊以防养阴之品滋腻碍胃。四诊时基础体温呈双相，B超提示卵泡发育良好，治法益肾疏肝健脾。

第五章

复发性流产验案

一、复发性流产经治妊娠案

案 1 朱某，女，36 岁，已婚。初诊：2015 年 9 月 12 日。

主诉：胎停育 2 次。

现病史：既往月经周期 35～50 天一行，经期 6 天，经量中等。末次月经 2015 年 8 月 20 日，经量中等。现纳可，眠佳，二便调。舌暗红、舌体胖大，苔薄白；脉细滑。

孕产史：结婚 9 年，妊娠 2 次。2012 年 5 月孕 9 周因胎停育行清宫术，2015 年 7 月 9 日孕 11 周因胎停育行清宫术。

辅助检查：血型 O 型，配偶血型 A 型。

西医诊断：复发性流产。

中医诊断：滑胎（脾肾不足兼有湿热）。

治法：补肾健脾，清热利湿。

处方：北沙参 12g，金银花 10g，牡丹皮 10g，青蒿 6g，生甘草 5g，地骨皮 10g，知母 10g，茯苓 10g，芦根 12g，百合 10g，益母草 10g，菟丝子 15g，茵陈 10g。20 剂。从月经第 5 天开始服药。

二诊：2015 年 10 月 17 日。末次月经 2015 年 9 月 27 日。现基础体温呈低温相。舌红、舌体胖大；脉细滑。2015 年 9 月 21 日（月经第 3 天）激素水平检查：FSH 5.78mIU/mL；LH 5.35mIU/mL；E_2 44.92pg/mL；T 1.68 mmol/L。

处方：阿胶珠 12g，地骨皮 10g，鱼腥草 10g，瞿麦 6g，青蒿 6g，墨旱莲 12g，白茅根 10g，百合 10g，月季花 6g，益母草 10g，香附 10g。20 剂。

基础体温见下图。

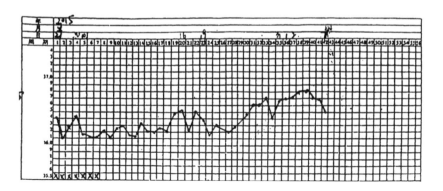

三诊： 2015 年 11 月 21 日。末次月经 2015 年 11 月 8 日。舌暗、舌体胖大；脉沉滑。2015 年 10 月 20 日行宫腔镜检查提示：宫腔粘连。

处方：太子参 12g，当归 10g，川芎 5g，香附 10g，广木香 3g，荔枝核 10g，川续断 15g，枳壳 10g，夏枯草 10g，浙贝母 10g，茯苓 10g，桂枝 2g，白芍药 10g，丹参 10g。20 剂。

基础体温见下图。

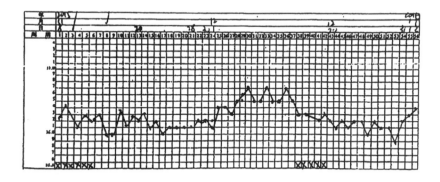

四诊： 2015 年 12 月 19 日。末次月经 2015 年 12 月 15 日，经前基础体温呈不典型双相。中药治疗同时予激素替代治疗 1 个周期。纳可，眠欠安，二便调。舌暗、舌体胖大，苔白；脉细滑。

处方：阿胶珠 12g，远志 5g，白术 10g，桂枝 2g，当归 10g，丝瓜络 15g，砂仁 3g，川续断 15g，菟丝子 15g，金银花 12g，茯苓 10g，桔梗

10g，浙贝母 10g。20 剂。

基础体温见下图。

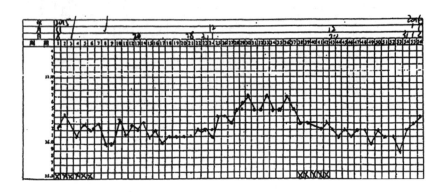

五诊：2016 年 1 月 23 日。末次月经 2016 年 1 月 21 日，经前基础体温呈不典型双相。现面部有痤疮。舌淡暗、舌体胖大，苔白；脉沉滑。

处方：生牡蛎 15g，地骨皮 10g，砂仁 5g，陈皮 10g，茜草炭 10g，枸杞子 15g，月季花 6g，柴胡 3g，白术 10g，莲子心 3g，桑叶 10g，菊花 10g，佩兰 3g，地丁 10g。20 剂。

基础体温见下图。

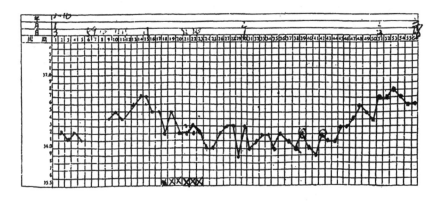

六诊：2016 年 2 月 27 日。末次月经 2016 年 1 月 21 日，经前基础体温呈不典型双相。现基础体温有典型上升。舌红、舌体胖大；脉细滑。

处方：菟丝子 15g，茯苓 10g，白术 10g，墨旱莲 15g，金银花 12g，当归 10g，茵陈 12g，月季花 6g，莲子心 3g，藕节 15g，熟地黄 10g，枳壳 10g，杜仲 10g。20 剂。

基础体温见下图。

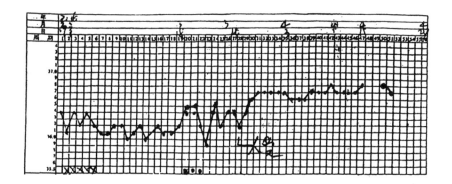

七诊：2016 年 4 月 2 日。末次月经 2016 年 3 月 1 日。于末次月经第 3 天起予口服克罗米芬 50mg 日 1 次 5 天诱导排卵。超声监测卵泡生长情况，排卵期予绒毛膜促性腺激素 10000 单位肌内注射后行人工授精。现基础体温典型上升。舌暗、舌体胖大；脉细滑。

处方：墨旱莲 15g，当归 10g，川芎 5g，月季花 5g，女贞子 15g，丝瓜络 15g，桃仁 10g，百合 12g，白术 10g，杜仲 10g，鱼腥草 15g，大蓟 10g，小蓟 10g，益母草 10g。7 剂。

八诊：2016 年 4 月 16 日。末次月经 2016 年 3 月 1 日。现基础体温持续高温稳定，无阴道出血，时感下腹疼痛。舌淡暗、舌体胖大，苔白；脉细滑。2016 年 4 月 15 日查 β-HCG：412.63mIU/mL。

处方：覆盆子 10g，太子参 12g，枸杞子 15g，苎麻根 10g，侧柏炭 15g，菟丝子 15g，山药 15g，白术 10g，荷叶 10g，茯苓 10g，佩兰 3g。7 剂。

基础体温见下图。

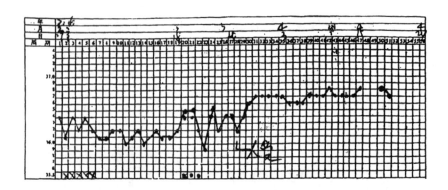

九诊：2016年4月23日。现基础体温持续高温稳定。腹痛缓解，无阴道出血，时感腰酸。舌暗红、舌体胖大；脉细滑。2016年4月20日查HCG：3664.23mIU/mL；P：13.98ng/mL。现予地屈孕酮10mg、每日3次，保胎治疗。

处方：枸杞子15g，山药15g，白术10g，侧柏炭15g，菟丝子15g，覆盆子15g，荷叶10g，苎麻根10g，生甘草5g，地骨皮10g，椿皮5g，玉竹10g。14剂。

十诊：2016年5月7日。已孕近8周。近日基础体温高温略波动，无腹痛及阴道出血。现口服地屈孕酮10mg、每日2次。舌暗；脉细滑。2016年5月2日B超检查：子宫内可见胎囊，胎芽1.0cm，胎心可见。

处方：菟丝子15g，苎麻根10g，荷叶10g，女贞子15g，白术10g，莲子心3g，玉竹10g，茯苓10g，侧柏炭15g，芦根12g，莲须5g，地骨皮10g。14剂。

十一诊：2016年5月21日。孕9周+。2016年5月11日曾有阴道出血。B超检查：胎芽2.0cm，可见胎心。2016年5月11日激素水平检查：P 28.19ng/mL；β-HCG＞200000mIU/mL。舌红、舌体胖大；脉沉滑。

处方：枸杞子15g，山药12g，白术10g，茯苓10g，青蒿6g，金银花10g，莲子心3g，生甘草5g，菟丝子15g，荷叶10g，茯苓皮10g，苎麻根10g，芦根12g。14剂。

十二诊：2016 年 6 月 4 日。孕 83 天。无不适主诉，基础体温稳定。舌红、舌体胖大；脉沉滑弦数。

处方：北沙参 12g，侧柏炭 15g，荷叶 10g，茯苓 10g，白术 10g，苎麻根 10g，芦根 10g，墨旱莲 10g，莲子心 3g，菟丝子 15g，覆盆子 15g，莲须 6g，地骨皮 6g。14 剂。

基础体温见下图。

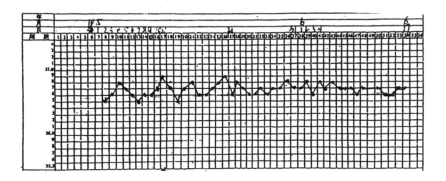

十三诊：2016 年 6 月 18 日。孕 13 周。无不适主诉。舌暗、苔水滑；脉沉滑。

处方：菟丝子 15g，茯苓皮 10g，白术 10g，枸杞子 15g，荷叶 10g，椿皮 6g，苎麻根 10g，金银花 10g，生甘草 5g，北沙参 10g，莲须 6g，覆盆子 15g。14 剂。

【**按语**】本案辨证脾肾不足兼有湿热，治法补肾健脾，清热利湿。首诊方药用北沙参、金银花滋阴清热。以芦根、牡丹皮、生甘草清虚热；知母、地骨皮、百合滋肺阴以补肺启肾；茵陈、青蒿、益母草通利湿浊之瘀滞；菟丝子健脾补肾；茯苓健脾渗湿。数诊皆以此法治疗。而后发现宫腔粘连，治法在补肾健脾滋养阴血同时，药用荔枝核、广木香、桂枝温通经脉，夏枯草、浙贝母清热散结，茜草、丹参活血通络。再次怀孕 8 周时又见阴道出血等先兆流产征兆，治法健脾补肾同时加强固冲安胎之力。

案 2　王某，女，30 岁，已婚。初诊：2011 年 5 月 21 日。

主诉：习惯性流产 3 次。

现病史：既往月经规律，一月一行，经量正常。2008 年 9 月人工流产手术后月经周期提前至 23 天一行，经期 7～9 天，经量少、色黑。末次月经 2011 年 3 月 11 日。2011 年 4 月自然流产后阴道淋漓出血至今。现纳可，二便调，多梦。舌苔白厚；脉沉滑。

孕产史：结婚 3 年，妊娠 4 次。2008 年 9 月人工流产手术 1 次，2011 年 4 月 28 日自然流产。

辅助检查：2010 年 7 月激素水平检查，FSH 9.89mIU/mL；LH 3.26mIU/mL；E_2 34.20pg/mL；CA125 89.30mIU/mL。

西医诊断：复发性流产。

中医诊断：滑胎（肾虚血瘀）。

治法：补肾养血，化瘀止血。

处方：女贞子 15g，益母草 10g，金银花 10g，仙鹤草 10g，阿胶珠 12g，白芍药 10g，连翘 10g，小蓟 12g，地骨皮 10g，墨旱莲 10g，侧柏炭 10g，柴胡 5g，香附 10g，北沙参 12g。10 剂。

二诊：2011 年 6 月 4 日。末次月经 2011 年 3 月 11 日。2011 年 4 月 28 日自然流产，复查尿 HCG 阴性，阴道出血干净 2 天。近日腹痛，血象高，现静点抗炎治疗。舌暗，苔白厚；脉细滑。

处方：冬瓜皮 15g，荷叶 10g，茵陈 12g，白扁豆 10g，川续断 20g，菟丝子 20g，合欢皮 10g，丹参 10g，莱菔子 12g，月季花 6g，益母草 10g，仙鹤草 15g，瞿麦 6g，金银花 10g，土茯苓 20g，女贞子 15g。20 剂。

三诊：2011 年 7 月 9 日。药后 HCG 降至正常。末次月经 2011 年 6 月 9 日。现基础体温有上升。舌暗红，苔黄薄；脉细滑。

处方：旋覆花 10g，益母草 10g，月季花 6g，阿胶珠 12g，枸杞子 10g，川续断 15g，墨旱莲 15g，茵陈 12g，女贞子 15g，百合 12g，枳壳

10g，菟丝子 20g，金银花 12g，香附 10g。20 剂。

四诊：2011 年 9 月 17 日。末次月经 2011 年 9 月 1 日，经前基础体温呈不典型双相。舌苔黄；脉细滑。

处方：冬瓜皮 15g，玉竹 10g，枳壳 10g，生麦芽 12g，泽兰 10g，益母草 10g，丹参 12g，夏枯草 10g，车前子 10g，三棱 10g，百合 10g，连翘 10g，瞿麦 6g，金银花 12g，三七粉 3g，茯苓 20g。20 剂。

五诊：2011 年 12 月 10 日。末次月经 2011 年 12 月 10 日，末前次月经 2011 年 11 月 16 日，经前基础体温均呈不典型双相。现工具避孕中。舌暗、舌体胖大；脉细滑。

处方：北沙参 15g，女贞子 15g，墨旱莲 10g，瞿麦 6g，熟地黄 10g，月季花 6g，桃仁 10g，生甘草 5g，夏枯草 12g，金银花 10g，白芍药 10g，生牡蛎 3g，当归 10g，川续断 15g，玉竹 10g。20 剂。

六诊：2012 年 3 月 3 日。末次月经 2012 年 2 月 22 日，经期 8 天，有血块。末前次月经 2012 年 1 月 30 日。舌苔干；脉细弦滑。

处方：覆盆子 15g，黄芩 10g，荷叶 10g，地骨皮 10g，白扁豆 10g，茵陈 10g，合欢皮 10g，白芍药 10g，杜仲 10g，车前子 10g，莲须 5g，益母草 10g，柴胡 5g，菟丝子 20g，枳壳 10g，百合 12g，生牡蛎 12g。20 剂。

七诊：2012 年 4 月 21 日。末次月经 2012 年 4 月 19 日，经量少，经色前 3 天较暗。末前次月经 2012 年 3 月 21 日。二便调。舌暗红、舌体胖大，苔干；脉细滑。

处方：月季花 6g，北沙参 10g，玉竹 10g，生麦芽 12g，白芍药 10g，阿胶珠 10g，合欢皮 10g，菟丝子 15g，百合 12g，川续断 15g，枳壳 10g，益母草 10g，香附 10g。20 剂。

八诊：2012 年 5 月 12 日。末次月经 2012 年 4 月 19 日。现基础体温典型上升。舌暗、舌体胖大；脉细滑。

处方：阿胶珠 12g，川续断 15g，乌药 6g，菟丝子 15g，太子参 15g，荷叶 10g，茯苓 10g，月季花 6g，茜草 10g，蛇床子 3g，香附 10g。20 剂。

九诊：2012 年 7 月 14 日。末次月经 2012 年 7 月 9 日，经前基础体温呈不典型双相。末前次月经 6 月 12 日。舌苔黄；脉细滑。

处方：车前子 10g，枳壳 10g，茵陈 12g，百合 12g，白扁豆 10g，合欢皮 10g，阿胶珠 12g，月季花 6g，墨旱莲 15g，黄芩 10g，当归 10g，菟丝子 20g，川芎 5g，三棱 10g。20 剂。

十诊：2012 年 10 月 13 日。末次月经 2012 年 9 月 21 日，经前基础体温呈不典型双相。末前次月经 2012 年 9 月 1 日，大便稍干。舌苔厚腻；脉细滑。

处方：北沙参 15g，枸杞子 10g，白术 10g，白扁豆 12g，车前子 10g，桃仁 10g，金银花 10g，瞿麦 6g，合欢皮 10g，生麦芽 12g，川芎 5g，夏枯草 12g，槐花 10g，泽兰 10g。20 剂。

十一诊：2013 年 1 月 12 日。末次月经 2012 年 12 月 28 日，末前次月经 2012 年 12 月 3 日，经前基础体温均呈不典型双相。舌绛；脉细滑。

处方：枸杞子 15g，北沙参 15g，砂仁 3g，川续断 15g，川芎 5g，茵陈 12g，桔梗 10g，桃仁 10g，女贞子 15g，三棱 10g，车前子 10g，桑寄生 15g。20 剂。

十二诊：2013 年 4 月 6 日。末次月经 2013 年 3 月 16 日，经前基础体温呈不典型双相，经量、经色较前好转。基础体温现已上升。舌苔白腻；脉细滑。

处方：阿胶珠 12g，茵陈 12g，枳壳 10g，月季花 6g，桃仁 10g，合欢皮 10g，百合 12g，百部 10g，女贞子 15g，泽兰 10g，金银花 12g，青蒿 6g，瞿麦 6g，生牡蛎 15g，苏木 6g。20 剂。

十三诊：2013 年 6 月 15 日。末次月经 2013 年 5 月 29 日，经期 7 天，经前基础体温呈不典型双相。右侧乳房有溢液。舌暗红，苔白腻；脉细滑。

处方：首乌 10g，当归 10g，茵陈 12g，荷叶 10g，青蒿 6g，葛根 10g，合欢皮 10g，月季花 6g，荷梗 10g，茜草 12g，金银花 12g，百合 12g，绿萼梅 6g。20 剂。

十四诊：2013 年 9 月 4 日。末次月经 2013 年 8 月 14 日，经期 6 天，经前基础体温呈不典型双相。末前次月经 2013 年 7 月 22 日。2013 年 7 月 2 日激素水平检查：FSH 8.92mIU/mL；LH 5.19mIU/mL；E$_2$ 39.93pg/mL；PRL 17.07ng/mL；T 0.07ng/mL。2013 年 7 月 2 日 B 超检查：子宫三径 4.4cm×3.8cm×3.4cm；子宫内膜厚度 0.4cm；左卵巢 1.4cm×1.0cm，右卵巢 2.7cm×1.2cm。舌苔黄白；脉细滑。

处方：旋覆花 10g，泽兰 10g，茵陈 12g，黄芩 10g，茜草 10g，月季花 6g，苏木 10g，荷叶 10g，浮小麦 20g，大腹皮 10g，枳壳 10g，菊花 10g，川芎 5g，葛根 10g。20 剂。

十五诊：2013 年 11 月 30 日。末次月经 2013 年 11 月 22 日，经前基础体温近典型双相。末前次月经 2013 年 10 月 29 日。近日下腹痛，诊断为盆腔炎性后遗症。舌苔厚腻；脉细滑。

处方：冬瓜皮 15g，芦根 10g，茵陈 12g，白扁豆 10g，荷叶 10g，砂仁 3g，鱼腥草 15g，大腹皮 10g，槐花 6g，益母草 10g，月季花 6g，百合 12g，女贞子 15g，川续断 15g，桑寄生 15g，金银花 12g。20 剂。

十六诊：2014 年 3 月 8 日。末次月经 2014 年 2 月 6 日。现停经 32 天，基础体温上升后稳定。舌绛红，苔厚腻；脉沉细滑。2014 年 3 月 4 日激素水平检查：HCG 545.00mIU/mL；P 20.30ng/mL；E$_2$ 245.00pg/mL。

处方：芦根 10g，竹茹 6g，荷叶 10g，黄芩 6g，苎麻根 10g，地骨皮 10g，菟丝子 15g，侧柏炭 15g，覆盆子 15g，百合 12g，莲子心 3g。14 剂。

十七诊：2014 年 3 月 22 日。孕 44 天。基础体温稳定。近日腹泻，腹胀。现口服地屈孕酮 10mg、每日 2 次治疗。舌绛暗，苔黄白干；脉沉细滑。2014 年 3 月 19 日 B 超检查：子宫三径 5.1cm×4.9cm×4.7cm；胎囊

2.4cm×1.7cm，未见胎芽胎心。

处方：菟丝子 15g，川连 3g，藿香 6g，白扁豆 10g，白头翁 10g，苎麻根 10g，茯苓 10g，荷叶 10g，百合 12g，泽泻 10g，覆盆子 15g，芦根 12g，生甘草 5g。14 剂。

【按语】本案辨证肾虚血瘀，治法补肾养血，化瘀止血。首诊方以女贞子为君，滋补肝肾，固本培元；以墨旱莲、北沙参为臣，滋阴清热止血；佐益母草化瘀止血，金银花、连翘、侧柏炭、小蓟、地骨皮凉血止血，白芍药、阿胶珠养血止血，辅以柴胡、香附疏肝理气。首方服药 10 天后，尿 HCG 阴性，仍腹痛、血象高，考虑宫腔感染。二诊治法补益肝肾，清热化瘀，兼调理气机，期待调整月经周期、促排卵。药用冬瓜皮、荷叶、茵陈、莱菔子、土茯苓、金银花清热利湿解毒，瞿麦、益母草破血逐瘀，余药同前。服药 20 天后月经来潮，基础体温有上升，提示排卵恢复。十余诊后再次妊娠，舌绛暗，脉沉细滑，提示肾气不足，胎元蕴热。药用菟丝子、覆盆子补益肾气；芦根、百合、黄芩、苎麻根、侧柏炭、莲子心养阴清热安胎。后患者基础体温稳定，无阴道出血、腹痛等不适症状。

二、胎停育经治妊娠案

尚某，39 岁，已婚。初诊：2013 年 3 月 2 日。

主诉：胎停育 3 次。

现病史：13 岁初潮，既往月经规律，周期 28 天，经期 3～4 天，经量少。末次月经 2013 年 2 月 14 日。带下少，性交疼痛。纳可，大便调。舌暗，舌体瘦、边有齿痕；脉细滑无力。

孕产史：结婚 6 年。2009 年孕 5 月发现胎儿畸形引产清宫。2010 年 4 月、2011 年 5 月、2012 年 3 月先后 3 次孕 2 月左右胎停育，均行清宫手术。

曾服补佳乐 3 个月，现停激素治疗 1 个月。

辅助检查：2013 年 1 月激素水平检查，FSH 4.10mIU/mL；LH 2.40 mIU/mL；E_2 15.20pg/mL。2012 年 B 超检查：子宫三径 4.6cm×4.1cm× 3.3cm；子宫内膜厚度 0.5cm。

西医诊断：复发性流产。

中医诊断：滑胎（肝肾阴虚兼有内热）。

治法：养阴清热。

处方：首乌 10g，冬瓜皮 20g，泽兰 10g，当归 10g，桑白皮 10g，大腹皮 10g，茵陈 12g，茯苓皮 10g，金银花 12g，生甘草 5g，槐花 6g，杜仲 10g，桃仁 10g，女贞子 15g，郁金 6g。20 剂。

二诊：2013 年 5 月 11 日。末次月经 2013 年 5 月 8 日，经前基础体温呈不典型双相。末前次月经 2013 年 4 月 10 日。舌暗；脉细滑。

处方：覆盆子 15g，白术 10g，川续断 15g，菟丝子 15g，阿胶珠 12g，荷叶 10g，蛇床子 3g，茵陈 12g，月季花 6g，首乌 10g，墨旱莲 15g，生牡蛎 20g，桂圆肉 12g，香附 10g，地骨皮 10g，太子参 12g。20 剂。

三诊：2013 年 7 月 6 日。末次月经 2013 年 7 月 3 日，经前基础体温呈不典型双相。舌绛；脉细滑。

处方：冬瓜皮 15g，月季花 6g，桃仁 10g，茜草 12g，茵陈 12g，荷叶 10g，女贞子 15g，菟丝子 15g，白术 10g，夏枯草 12g，蛇床子 3g，阿胶珠 12g，熟地黄 10g，金银花 12g，桑寄生 10g。20 剂。

四诊：2013 年 9 月 28 日。末次月经 2013 年 9 月 27 日，末前次月经 2013 年 8 月 27 日，经前基础体温均有双相。舌质嫩；脉细滑。

处方：冬瓜皮 15g，薏苡仁 15g，荔枝核 10g，桃仁 10g，杜仲 10g，女贞子 15g，车前子 10g，乌药 6g，桂圆肉 12g，当归 10g，泽兰 10g，蛇床子 3g，菟丝子 15g，陈皮 6g，香附 10g。20 剂。

五诊：2013 年 12 月 21 日。末次月经 2013 年 12 月 16 日，经前基础

体温呈不典型双相。末前次月经2013年11月20日。舌暗、质嫩；脉沉弦滑。2013年7月31日激素水平检查：FSH 5.20mIU/mL；LH 2.20mIU/mL；E_2 39.30pg/mL。

处方：覆盆子15g，菟丝子15g，车前子10g，三棱10g，当归10g，远志6g，香附10g，郁金6g，太子参12g，生甘草5g，月季花6g，大腹皮10g，桃仁10g，玉竹10g，地骨皮10g，女贞子15g。20剂。

六诊：2014年4月12日。末次月经2014年4月5日，经前基础体温呈不典型双相。末前次月经2014年3月9日。舌暗、质嫩；脉细。

处方：车前子10g，丝瓜络15g，荷梗10g，茜草12g，路路通10g，当归10g，首乌10g，夏枯草12g，浙贝母10g，月季花6g，桃仁10g，杜仲10g，菟丝子15g，三棱10g，白术10g，香附10g。20剂。

七诊：2014年6月7日。末次月经2014年5月3日。现基础体温上升后平稳。家属代述左下腹阵痛。2014年6月3日激素水平检查：P 13.97ng/mL；E_2 143.00pg/mL；HCG 921.32mIU/mL。2014年6月6日查激素水平检查：P 30.43ng/mL；HCG 3189.00mIU/mL。

处方：覆盆子15g，竹茹6g，苎麻根10g，百合12g，侧柏炭15g，莲须5g，白术10g，茯苓皮10g，生甘草5g，金银花12g，北沙参15g，桑白皮10g，菟丝子15g，枸杞子15g。20剂。

八诊：2014年6月28日。孕54天复诊，家属代诉。末次月经2014年5月3日。现基础体温上升后稳定。时有褐色分泌物，无腹痛。舌暗红、舌体胖大，苔白干。2014年6月26日激素水平检查：P 34.01ng/mL；HCG 70485.00mIU/mL。

处方：覆盆子15g，黄芩炭10g，玉竹10g，椿皮6g，墨旱莲15g，荷叶10g，莲子心3g，侧柏炭15g，百合12g，苎麻根10g，地榆炭10g，菟丝子15g。20剂。

九诊：2014年7月19日。孕75天复诊。家属代述，一般情况良好。

末次月经 2014 年 5 月 3 日。2014 年 7 月 17 日 B 超检查：头臀长 3.6cm（10 周 4 天）。

处方：冬瓜皮 12g，覆盆子 12g，桑白皮 10g，苎麻根 10g，茯苓皮 10g，菟丝子 15g，荷叶 10g，竹茹 6g，桔梗 10g，百合 10g，北沙参 12g，泽泻 10g，侧柏炭 12g。20 剂。

十诊：2014 年 8 月 23 日。孕 15 周复诊。家属代述，基础体温稳定。呕吐明显。B 超提示正常。

处方：覆盆子 15g，山药 15g，白术 10g，苎麻根 10g，枸杞子 15g，茯苓 10g，侧柏炭 15g，竹茹 6g，地骨皮 10g，墨旱莲 15g，菟丝子 15g。20 剂。

十一诊：2014 年 11 月 1 日。孕 26 周复诊。家属代述，近日诊断妊娠高血压综合征。血压最高 180/110mmHg，尿蛋白（++），肾功正常，头痛，头晕。

处方：菊花 12g，百合 12g，莲子心 3g，苎麻根 10g，茵陈 12g，椿皮 5g，侧柏炭 15g，墨旱莲 15g，地榆炭 10g，玉竹 10g，青蒿 6g。7 剂。

【按语】本案辨证肝肾阴虚兼有内热，治法养阴清热。首诊方以首乌、女贞子滋补肾阴，杜仲补益肝肾，当归养血活血。舌有齿痕，提示脾虚运化不利而生水湿，药用冬瓜皮、大腹皮、茵陈、茯苓皮、桑白皮健脾祛湿通络；金银花、槐花、生甘草清解血分余热；泽兰、桃仁、郁金活血祛瘀。二诊时值经后期，以覆盆子、菟丝子、蛇床子温补肾阳，期待促进卵泡生长；以阿胶珠、桂圆肉、首乌养血滋阴；以白术健脾益气，使气血生化有源；长期服滋补药物或致湿浊内生，药用荷叶、茵陈祛湿化浊。七诊时患者妊娠，治法益肾安胎。妊娠后血聚胞宫以养胎，阴血益虚，胞脉失养，故见下腹疼痛之症。以覆盆子、苎麻根、菟丝子、枸杞子补肾，北沙参、百合滋阴润肺，白术健脾助气血生化，竹茹、莲须、侧柏炭清热凉血，金银花、生甘草清热，茯苓皮、桑白皮利水消肿。八诊时时有褐色分泌物，舌暗，舌体胖大，苔白干，热迫血行，煎灼津液之征，辨证肾虚血热。以侧柏炭、地榆炭、黄芩炭、荷叶、椿皮凉血止血。十一诊时患者诉头晕、头痛，诊断妊娠高血压综合征。药用菊花为君清肝，平抑肝阳；百合、玉竹、墨旱莲滋补肾阴；青蒿清热解毒。

第六章

不孕症验案

一、多次诱导排卵失败后经治自然受孕案

贾某，33 岁，已婚。初诊：2016 年 11 月 1 日。

主诉：未避孕未孕 1 年。

现病史：14 岁初潮，既往月经 1 ～ 3 个月一行，经期 6 天，经量中等，无痛经。末次月经 2016 年 10 月 24 日（来曲唑诱导排卵后），末前次月经 2016 年 9 月 23 日（来曲唑诱导排卵后），经前基础体温均呈不典型双相。本次月经第 5 天开始服来曲唑片 2.5mg、每日 1 次 ×5 天。舌暗红；脉细滑。

孕产史：结婚 3 年，2012 年 5 月行人流术 1 次。未避孕未孕 1 年。2016 年 5 月开始间断来曲唑诱导排卵，基础体温呈双相，B 超监测有排卵。

辅助检查：2016 年 3 月 10 日（月经第 4 天）激素水平检查，FSH 4.67mIU/mL；LH 6.40mIU/mL；E_2 83.92pg/mL；T 1.05nmol/L；AND 9.07nmol/L。2016 年 4 月 29 日 B 超检查：子宫三径 5.3cm×4.2cm×4.3cm；子宫内膜厚度 0.7cm；左卵巢 4.9cm×2.1cm，右卵巢 3.4cm×1.1cm。

西医诊断：不孕症。

中医诊断：不孕症；月经后期（阴虚内热兼有血瘀）。

治法：养阴清热，活血调经。

处方：北沙参 15g，玉竹 10g，川芎 5g，当归 10g，丹参 10g，瞿麦 6g，香附 10g，桃仁 10g，槐花 5g，益母草 10g，车前子 10g。7 剂。

二诊：2016 年 12 月 27 日。末次月经 2016 年 12 月 21 日，经前基础体温呈不典型双相。舌苔干；脉细滑。2016 年 12 月 23 日（月经第 3 天）激素水平检查：FSH 5.54mIU/mL；LH 3.79mIU/mL；E_2 52.59pg/mL；T 1.49nmol/L（0 ～ 2.5）；AND 8.68nmol/L（1.4 ～ 14.3）。甲功：TSH 2.51 μIU/mL。

　　处方：北沙参 12g，泽兰 10g，茵陈 10g，夏枯草 10g，丹参 10g，桃仁 10g，白芍药 10g，女贞子 15g，月季花 6g，柴胡 5g，熟地黄 10g，杜仲 10g。7 剂。

　　三诊：2017 年 6 月 27 日。末次月经 2017 年 5 月 31 日，经期 6 天，经前基础体温呈不典型双相。现基础体温明显上升。舌绛；脉细滑。

　　处方：枸杞子 12g，鱼腥草 12g，地丁 6g，茵陈 10g，荷叶 10g，石斛 10g，桃仁 10g，槐花 5g，益母草 10g，当归 10g，杜仲 10g，女贞子 15g，香附 10g，川芎 5g。7 剂。

　　四诊：2017 年 8 月 29 日。孕 58 天复诊。末次月经 2017 年 6 月 29 日。现基础体温持续高温相平稳。舌苔白干；脉沉弦滑。2017 年 8 月 5 日查 β-HCG：310.73mIU/mL。2017 年 8 月 7 日查 β-HCG：1214.80mIU/mL。2017 年 8 月 13 日 B 超检查：宫内妊娠囊大小 1.4cm×1.0cm×0.9cm，可见卵黄囊。

　　处方：覆盆子 15g，黄芩 6g，荷叶 10g，玉竹 10g，苎麻根 10g，侧柏炭 15g，莲子心 3g，菟丝子 15g，白术 6g，椿皮 6g，莲须 10g，芦根 10g。7 剂。

　　五诊：2017 年 9 月 12 日。孕 10 周+复诊。末次月经 2017 年 5 月 31 日。舌苔黄干；脉沉滑。2017 年 8 月 29 日激素水平检查：E_2＞3000.00pg/mL；P＞26.37ng/mL；HCG＞200000.00mIU/mL。

　　处方：覆盆子 15g，侧柏炭 10g，竹茹 6g，苎麻根 10g，菟丝子 15g，莲须 5g，椿皮 5g，玉竹 6g，枸杞子 12g，墨旱莲 12g，地骨皮 6g。7 剂。

　　六诊：2017 年 10 月 10 日。孕 14 周复诊。末次月经 2017 年 5 月 31 日。舌白干；脉细弦滑数。2017 年 9 月 25 日 B 超检查：NT 1.4mm，胎心、胎动可见。提示：中孕 12 周。

　　处方：北沙参 12g，芦根 10g，竹茹 6g，荷叶 6g，佩兰 3g，菟丝子 15g，椿皮 5g，苎麻根 10g。7 剂。

【按语】本案辨证阴虚内热兼有血瘀，治法养阴清热，活血调经。首诊方以北沙参为君，益气养阴，补肺启肾。以玉竹、当归为臣，滋阴补血。佐以川芎、丹参、瞿麦、桃仁、益母草活血调经；槐花凉血、清肝泻火；香附调理气机，加强气化功能；车前子清利，化下焦聚结之湿热。首方服药7天后，舌暗较前减轻；苔白干，提示瘀象渐轻，仍有阴血亏虚、湿热伤阴之征象。二诊方仍以北沙参为君，益气养阴；以泽兰、茵陈等为臣，活血祛瘀，清热利湿；佐女贞子、杜仲滋补肾之阴阳。余药同前，仍取补血活血，疏肝理气之义。此后诸诊皆以此法，逐渐加重补肾之力，兼清热活血。四诊时患者妊娠，治法补肾滋阴，固冲安胎，同时清血海余热。

二、原发不孕经治怀孕案

石某，39岁，已婚。初诊：2012年7月28日。

主诉：未避孕不孕6年。

现病史：既往月经规律，一月一行。1998年结婚后无诱因逐渐月经后错，间断服用中药治疗后月经尚规律。2006年解除避孕，未避孕至今未孕。末次月经2012年7月18日，末前次月经2012年6月10日。现症见疲劳，失眠，大便不成形。舌暗、舌体胖大；脉细滑。

孕产史：2010年～2011年人工授精6次，均未受孕。2011年9月行IVF，取卵9枚，单精子注射3枚，受精卵分化不良。

辅助检查：2001年疲劳失眠后检查发现血小板减少。2008年某医院骨穿后诊断为"特发性血小板减少症"，予强的松及中药治疗3个月后好转，目前血小板3万～5万。2009年行输卵管造影提示输卵管通而不畅。

西医诊断：不孕症。

中医诊断：不孕症（脾肾不足，气血两虚）。

治法：健脾补肾，益气养血。

处方：冬瓜皮 15g，柴胡 5g，荷叶 10g，茵陈 12g，白扁豆 10g，槐花 6g，白头翁 10g，泽泻 10g，砂仁 3g，茜草炭 12g，藕节 15g，百合 12g。20 剂。

二诊：2012 年 8 月 4 日。基础体温呈单相波动。舌暗、舌体胖大；脉细滑。女性激素水平检查：FSH 6.92mIU/mL；LH 2.54mIU/mL；E_2 < 20.00pg/mL；PRL 7.61ng/mL。

处方：菟丝子 15g，金银花 12g，生甘草 5g，桔梗 10g，山药 10g，白术 10g，墨旱莲 12g，阿胶珠 12g，首乌 10g，莲子心 3g，侧柏炭 10g，地榆炭 10g，女贞子 15g，车前子 10g，玉竹 10g，香附 10g。20 剂。

三诊：2012 年 9 月 8 日。末次月经 2012 年 8 月 18 日，末前次月经 2012 年 7 月 18 日，经前基础体温呈不典型双相。首诊药后大便较前成形。舌淡暗、舌体胖大；脉细滑。

处方：枸杞子 15g，阿胶珠 12g，首乌 10g，川续断 15g，太子参 15g，钩藤 15g，连翘 10g，山药 15g，白术 10g，地骨皮 10g，青蒿 6g，墨旱莲 15g，菟丝子 15g，香附 10g，百合 12g。20 剂。

基础体温见下图。

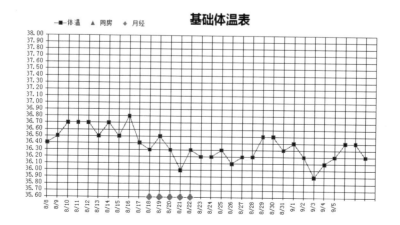

四诊：2012 年 10 月 6 日。末次月经 2012 年 9 月 17 日，经前基础体温呈不典型双相。现基础体温呈低温相。眠可。舌淡；脉细滑。

基础体温见下图。

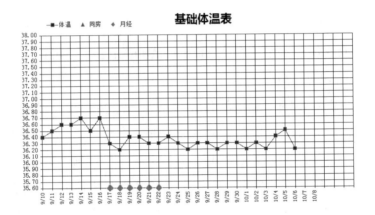

处方：阿胶珠 12g，太子参 15g，桂圆肉 12g，车前子 10g，首乌 10g，红花 5g，巴戟天 3g，远志 5g，白术 10g，茯苓 10g，三棱 10g，菟丝子 15g，杜仲 10g，当归 10g。20 剂。

五诊：2012 年 11 月 3 日。末次月经 2012 年 10 月 24 日，经前基础体温呈典型双相。舌淡；脉细滑。

基础体温见下图。

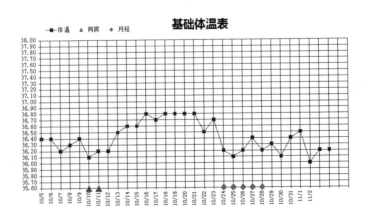

处方：覆盆子 15g，太子参 12g，当归 10g，墨旱莲 12g，阿胶珠 12g，莲须 5g，玉竹 10g，枸杞子 15g，百合 10g，侧柏炭 10g，莲子心 3g，槐花 5g，椿皮 5g。20 剂。

六诊：2012 年 11 月 24 日。经前基础体温呈典型双相。现基础体温呈低温相。舌淡；脉细滑。

处方：太子参 12g，冬瓜皮 15g，当归 10g，车前子 10g，三棱 10g，茯苓 10g，白术 10g，菟丝子 15g，瞿麦 6g，荔枝核 10g，杜仲 10g，泽兰 10g，蛇床子 3g，川芎 5g。20 剂。

基础体温见下图。

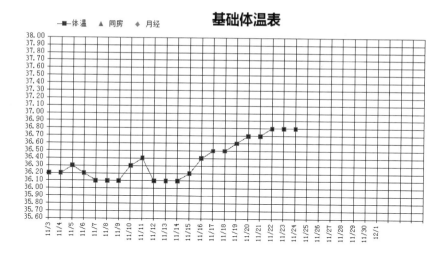

七诊：2012 年 12 月 8 日。末次月经 2012 年 11 月 30 日，经前基础体温呈不典型双相。舌体胖大；脉细滑。

基础体温见下图。

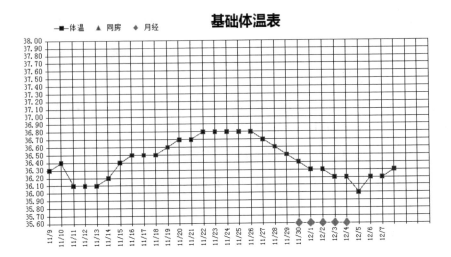

　　处方：菟丝子 15g，太子参 10g，川续断 15g，墨旱莲 15g，白术 10g，月季花 6g，首乌 10g，茜草 12g，阿胶珠 12g，莲子心 3g，三棱 10g。20 剂。

　　八诊：2013 年 1 月 18 日。末次月经 2012 年 12 月 26 日，经前基础体温呈双相。现基础体温有上升。舌暗淡、舌体胖大；脉沉滑。

　　基础体温见下图。

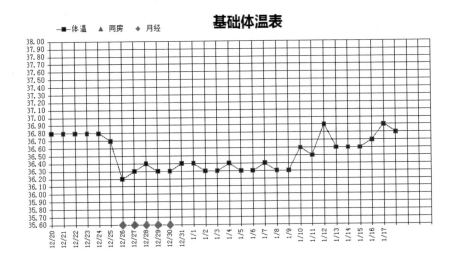

处方：枸杞子 15g，桂圆肉 12g，三棱 10g，车前子 10g，当归 10g，茯苓 10g，广木香 3g，川芎 5g，巴戟天 3g，月季花 6g，薏苡仁 20g，香附 10g。20 剂。

九诊：2013 年 2 月 23 日。末次月经 2013 年 1 月 22 日。现基础体温典型上升 12 天。舌暗、舌体胖大；脉沉滑。

处方：当归 10g，石斛 10g，女贞子 15g，地骨皮 10g，砂仁 5g，茵陈 10g，木香 3g，益母草 10g，川续断 15g，杜仲 10g，菟丝子 15g，百合 10g。20 剂。

基础体温见下图。

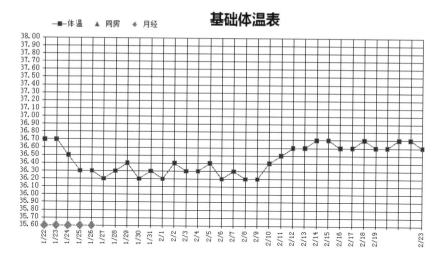

十诊：2013 年 3 月 23 日。末次月经 2013 月 3 月 2 日，经前基础体温呈典型双相。2013 年 3 月 15 日行宫腔镜检查及诊断性刮宫手术，宫腔未见异常。刮宫病理：子宫内膜炎。舌淡暗、舌体胖大；脉沉滑。

基础体温见下图。

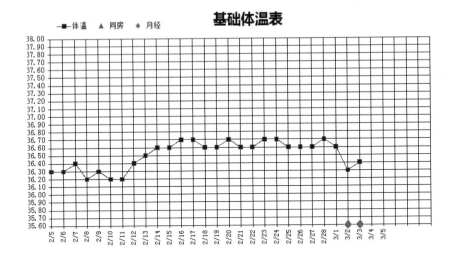

处方：首乌 10g，黄精 10g，川续断 15g，益母草 10g，鱼腥草 10g，川楝子 6g，泽兰 10g，茵陈 10g，菟丝子 15g，白术 10g，荷叶 10g，三七粉 10g（冲服）。20 剂。

十一诊：2013 年 4 月 6 日。经前基础体温呈典型双相。现促排卵治疗中。舌暗淡、舌体胖大；脉细滑。

处方：枸杞子 15g，太子参 15g，茯苓 10g，地骨皮 10g，墨旱莲 15g，百合 12g，川续断 15g，桑寄生 15g，生甘草 5g，山药 15g。10 剂。

十二诊：2013 年 6 月 8 日。末次月经 2013 年 6 月 7 日，末前次月经 2013 年 5 月 1 日。舌淡；脉细滑。

处方：太子参 12g，墨旱莲 10g，熟地黄 10g，女贞子 15g，月季花 6g，柴胡 3g，白术 10g，荷叶 10g，夏枯草 10g，山药 10g，杜仲 10g，川续断 15g，首乌 10g。20 剂。

十三诊：2013 年 8 月 24 日。末次月经 2013 年 8 月 3 日。现基础体温典型上升。末前次月经 2013 年 7 月 3 日。舌体胖大；脉细滑。

处方：当归 10g，阿胶珠 12g，白术 10g，山药 15g，远志 5g，枸杞子 15g，荷叶 10g，百合 12g，绿萼梅 6g，首乌 10g，三棱 10g，肉桂 2g。

20剂。

十四诊：2013年12月7日。末次月经2013年11月18日，末前次月经2013年9月6日。近日感冒发烧，未测基础体温。舌体胖大；脉细滑。

处方：枸杞子15g，太子参12g，地骨皮10g，女贞子15g，芦根12g，荷叶10g，墨旱莲15g，首乌10g，阿胶珠12g，茯苓10g，百合12g，川续断15g，莲子心3g，菟丝子15g。20剂。

十五诊：2014年1月11日。末次月经2014年12月18日。现基础体温典型上升。舌体胖大；脉细滑。2013年11月28日激素水平检查：抗苗勒氏管抗体1.25ng/mL；FSH 8.80mIU/mL；LH 5.00mIU/mL；E_2 47.10pg/mL。

处方：枸杞子15g，太子参12g，当归10g，首乌10g，川芎5g，月季花6g，泽兰10g，蛇床子3g，茵陈12g，茯苓10g，夏枯草12g，广木香3g，荔枝核10g，砂仁3g，川续断15g，菟丝子20g。20剂。

十六诊：2014年12月6日。胚胎移植第13天。昨日查HCG 105.00mIU/mL；P 20.00ng/mL；E_2 180.80pg/mL；现黄体酮支持治疗中。舌红、舌体胖大；脉沉滑。

处方：覆盆子15g，侧柏炭15g，苎麻根10g，百合12g，山药15g，白术10g，莲须5g，荷叶10g，椿皮5g，菟丝子15g。14剂。

【按语】本案辨证脾肾不足，气血两虚，治法健脾补肾，益气养血。首诊方以冬瓜皮、茵陈、白头翁、泽泻、荷叶祛湿化浊；砂仁芳香化湿，白扁豆健脾化湿；柴胡疏肝气防木克脾土；槐花清阳明湿浊；茜草炭、藕节活血止血。二诊药用菟丝子、女贞子、墨旱莲、玉竹补肾养血；首乌、阿胶珠养血滋阴；山药、白术健脾；车前子利水渗湿；香附活血行气，防滋腻药过多碍胃；莲子心安神。三诊时大便较前成形，提示脾胃功能好转，湿浊减轻，治法以补肾健脾为主。三诊时基础体温呈不典型双相，药用菟丝子、枸杞子、川续断补肾助阳，阿胶珠、首乌滋阴养血，太子参健脾益气，山药、白术健脾；药用青蒿清热、连翘散结，香附活血行气，补而不滞。四诊时基础体温维持双相，提示排卵功能恢复，脾肾渐充，治法加大活血通经之力，药用三棱、红花以助排卵。六诊时患者基础体温上升前有同房，需慎用辛温性烈之品活血，治法以清热凉血，益肾固冲为主。此后数诊患者月经周期基本规律，基础体温呈双相，恢复排卵性月经，提示经治疗气血较前充盛，冲任血海充盈。患者多年不孕，脾肾两虚，治法仍以补肾健脾为主。药用枸杞子、菟丝子、川续断、杜仲补肾；女贞子、墨旱莲滋阴；首乌、阿胶珠、当归养血活血；白术、山药、茯苓健脾、太子参健脾益气；木香、砂仁行气；泽兰、茜草等活血通络；冬瓜皮、瞿麦、车前子、薏苡仁等健脾祛湿通利。末诊患者妊娠，治法益肾安胎。

三、清宫术后月经量少并继发不孕经治妊娠案

杨某，26 岁，已婚。初诊：2013 年 4 月 6 日。

主诉：月经量少 2 年。

现病史：13 岁初潮，既往月经欠规律，周期 35 天一行，经期 3～5 天，经量中等。2011 年 4 月孕 5 周胎停育行清宫术后月经量少，B 超提示卵巢囊肿。曾间断中药治疗，月经后错 3～5 天。末次月经 2013 年 3 月 10 日，末前次月经 2013 年 2 月 7 日。现经量少，带下少量，纳可，大便偏干。舌体胖大、苔不均；脉细滑。

孕产史：2011 年 4 月孕 5 周胎停育行清宫术。现未避孕未孕 1 年。

辅助检查：2012 年 11 月激素水平检查，FSH 5.16mIU/mL；LH 4.24 mIU/mL；E_2 30.96pg/mL。2013 年 1 月 B 超检查：子宫三径 4.4cm×3.7cm×3.6cm；子宫内膜厚度 0.7cm；左卵巢囊肿伴分隔（3.5cm×2.8cm）。

西医诊断：不孕症。

中医诊断：不孕症（阴虚血热）。

治法：养阴清热。

处方：北沙参 15g，玉竹 10g，合欢皮 10g，女贞子 15g，地骨皮 10g，荷叶 10g，茵陈 10g，知母 10g，郁金 6g，金银花 12g，芦根 10g，菟丝子 15g。20 剂。

二诊：2013 年 4 月 27 日。末次月经 2013 年 4 月 22 日，经前基础体温呈不典型双相。诉自汗出。舌绛红、舌体胖大，舌心纹裂；脉细滑无力。2013 年 4 月 23 日激素水平检查：FSH 6.46mIU/mL；LH 4.99mIU/mL；E_2 22.72pg/mL；PRL 10.84ng/mL；T 31.07ng/dL。

处方：北沙参 15g，浮小麦 15g，女贞子 15g，墨旱莲 15g，桃仁 10g，益母草 10g，玉竹 10g，首乌 10g，甘草 5g，山药 15g，茯苓 10g，芦根 10g，菟丝子 15g，当归 10g。20 剂。

三诊：2013 年 7 月 6 日。末次月经 2013 年 6 月 27 日，经前基础体温呈不典型双相。末前次月经 2013 年 5 月。舌暗红；脉细滑。

处方：北沙参 15g，牡丹皮 10g，地骨皮 10g，荷叶 10g，茵陈 12g，女贞子 15g，夏枯草 12g，桃仁 10g，茜草 12g，月季花 6g，三棱 10g，车前子 10g，菟丝子 15g，红花 5g。20 剂。

四诊：2013 年 9 月 7 日。末次月经 2013 年 8 月 27 日，末前次月经 2013 年 7 月 27 日，经前基础体温呈不典型双相，经量少，色转红。舌绛；脉细滑。

处方：车前子 10g，当归 10g，首乌 10g，川芎 5g，钩藤 10g，川楝子 6g，益母草 10g，杜仲 10g，月季花 6g，三棱 10g，阿胶珠 12g，路路通 10g。20 剂。

五诊：2013 年 9 月 28 日。昨日查血 HCG 529.80mIU/mL；P 17.72ng/mL；证实妊娠。现口服黄体酮胶丸 300mg/d。舌暗、舌体胖大；脉细滑。

处方：覆盆子 15g，苎麻根 6g，墨旱莲 15g，莲子心 3g，侧柏炭 12g，枸杞子 15g，百合 12g，菟丝子 15g，山药 15g，玉竹 10g，地骨皮 10g，椿皮 5g。14 剂。

六诊：2013 年 10 月 12 日。孕 47 天。基础体温稳定，无腹痛及阴道出血，近 1 周恶心。舌暗；脉细滑。2013 年 10 月 11 日辅助检查：HCG 60110.00mIU/mL；P 31.33ng/mL。

处方：枸杞子 15g，太子参 12g，黄芩 6g，北沙参 15g，百合 12g，菟丝子 15g，青蒿 6g，鱼腥草 15g，远志 5g，苎麻根 10g，侧柏炭 15g，生甘草 5g。14 剂。

七诊：2013 年 10 月 29 日。孕 8 周。基础体温稳定。舌红；脉沉滑。B 超检查：早孕，活胎。

处方：覆盆子 15g，莲须 5g，竹茹 6g，侧柏炭 15g，苎麻根 6g，荷叶 10g，白扁豆 10g，女贞子 15g，菟丝子 15g，地骨皮 10g，玉竹 10g，百合 12g。14 剂。

八诊：2013 年 11 月 7 日。孕 10 周。末次月经 2013 年 8 月 27 日，基础体温稳定。舌苔不均、薄白；脉细滑。2013 年 10 月 19 日 B 超检查：早孕，活胎。有糖尿病家族史。

处方：覆盆子 15g，生甘草 5g，金银花 12g，芦根 12g，百合 10g，玉竹 10g，白术 10g，苎麻根 6g，茯苓皮 10g，菟丝子 15g。14 剂。

基础体温见下图。

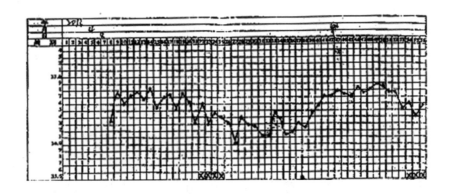

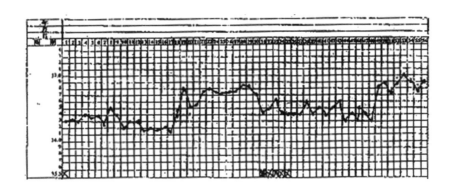

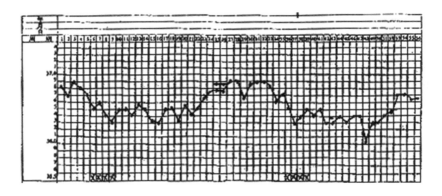

【按语】本案辨证阴虚血热，治法以滋阴补肾为主。首诊方用北沙参、玉竹、女贞子滋补肾阴；阴虚生内热，以知母、地骨皮滋阴降火，金银花、芦根清血热；以菟丝子补肾精，合欢皮、郁金疏肝解郁，调理气机，茵陈、荷叶祛湿化浊，改善胞宫内环境。二诊时患者诉自汗，舌绛红，舌体胖大，舌心裂纹，辨证脾阴不足。在首诊方基础上加浮小麦敛汗以治标，加茯苓、山药健脾益气以助气血生化之源。三诊时沿用前法，以北沙参为君滋补肾阴，女贞子、菟丝子助君药补肾阴，牡丹皮、地骨皮滋阴清热，荷叶、茵陈、车前子清热利湿，夏枯草理气散结，桃仁、红花、三棱、茜草活血祛瘀，改善胞宫内环境以助养胎。五诊时患者已孕。结合既往病史，舌暗，舌体胖大，辨证肾虚血热。药用覆盆子、菟丝子、枸杞子补肾，墨旱莲、地骨皮、百合、玉竹滋阴清热，侧柏炭、苎麻根、椿皮清热凉血，山药补肾健脾，莲子心清热安胎。六诊时值早孕期。此时血聚子宫养胎，子宫内实，冲脉之气较盛，冲脉起于胞宫而隶属阳明，冲气循经上逆犯胃，胃失和降，反随冲气上逆发为恶心。素有之痰饮亦可随冲气上逆发为恶心。六诊方加用鱼腥草清热利湿，生甘草清热止呕，青蒿清虚热，黄芩清热安胎。

四、输卵管积水术后经治妊娠案

王某，32 岁，已婚。初诊：2013 年 6 月 1 日。

主诉：原发不孕 6 年。

现病史：12 岁月经初潮，周期 30 天一行，经期 5～7 天，经量中等，痛经。末次月经 2013 年 5 月 5 日，末前次月经 2013 年 4 月 7 日。现大便偏干，带下稍少，呈水状。舌淡暗；脉细滑。

孕产史：结婚 6 年，未避孕未孕。

辅助检查：2013 年 4 月 20 日 B 超检查，子宫三径 5.8cm×5.0cm×3.5cm；子宫内膜厚度 1.1cm，回声不均。左附件区可见 5.2cm×1.3cm 无回声区，右附件区见一 4.8cm×1.5cm 无回声区。提示：双侧输卵管积水可能。

西医诊断：不孕症；输卵管积水。

中医诊断：不孕症（脾肾不足，痰湿内阻）。

治法：健脾补肾，利湿化痰。

处方：浙贝母 10g，茵陈 12g，夏枯草 12g，桃仁 10g，月季花 6g，荷梗 10g，丝瓜络 15g，薏苡仁 15g，土茯苓 15g，延胡索 10g，香附 10g，大腹皮 10g，桔梗 10g，百合 12g。20 剂。

二诊：2013 年 7 月 16 日。末次月经 2013 年 6 月 27 日，末前次月经 2013 年 6 月 1 日。舌淡；脉细滑。2013 年 6 月 2 日激素水平检查：FSH

9.45mIU/mL；LH 3.37mIU/mL；E$_2$ < 5.00pg/mL；T 0.87nmol/L。2013 年 7 月 9 日输卵管造影：双侧输卵管积水。

处方：首乌藤 10g，川续断 15g，蛇床子 3g，茯苓 10g，月季花 6g，女贞子 15g，杜仲 10g，茵陈 12g，郁金 6g，阿胶珠 12g，瞿麦 6g，车前子 10g，红花 6g。20 剂。

三诊：2013 年 8 月 17 日。末次月经 2013 年 7 月 23 日。现基础体温呈高温相。舌淡暗；脉细弦。

处方：首乌 10g，川芎 5g，当归 10g，泽兰 10g，茵陈 12g，夏枯草 12g，桃仁 10g，蛇床子 3g，淫羊藿 10g，熟地黄 10g，月季花 6g，阿胶珠 12g，白术 10g，菟丝子 15g，百合 12g。20 剂。

四诊：2013 年 9 月 21 日。末次月经 2013 年 9 月 15 日，经量少，经前基础体温呈不典型双相。末前次月经 2013 年 8 月 21 日。舌苔黄；脉细滑。

处方：北沙参 15g，丹参 10g，生甘草 5g，茵陈 12g，枳壳 10g，月季花 6g，茜草 12g，荷叶 10g，大腹皮 10g，鱼腥草 15g，金银花 12g，菟丝子 20g，黄精 10g，百合 12g。20 剂。

五诊：2013 年 11 月 9 日。末次月经 2013 年 11 月 6 日，经前基础体温呈不典型双相。末前次月经 2013 年 10 月 11 日。舌苔黄；脉细滑。

处方：北沙参 15g，当归 10g，玉竹 10g，泽兰 10g，茵陈 12g，夏枯草 12g，砂仁 3g，枳壳 10g，槐花 6g，车前子 10g，月季花 6g，土茯苓 15g，地丁 10g，川芎 5g，荔枝核 10g，三七粉 3g（冲服）。20 剂。

六诊：2014 年 1 月 4 日。末次月经 2013 年 12 月 28 日，经前基础体温呈不典型双相。末前次月经 2013 年 12 月 2 日。舌淡；脉细滑。2013 年 12 月 4 日（月经第 2 天）激素水平检查：FSH 6.66mIU/mL；LH 5.26mIU/mL；E$_2$ 29.37pg/mL。

处方：冬瓜皮 20g，瞿麦 6g，川芎 5g，丝瓜络 15g，荷梗 10g，川续断 15g，杜仲 10g，薏苡仁 20g，荔枝核 10g，夏枯草 12g，路路通 10g，荷叶 10g，野菊花 10g，茵陈 12g，广木香 3g，蛇床子 3g。20 剂。

七诊：2014 年 2 月 15 日。末次月经 2014 年 2 月 2 日，经期 3 天，经前基础体温呈不典型双相。舌淡；脉细滑。

处方：首乌 10g，丝瓜络 15g，荷梗 10g，茵陈 12g，菟丝子 15g，桃仁 10g，瞿麦 6g，乌药 6g，荔枝核 10g，炒白芍 10g，鱼腥草 15g，百合 12g。20 剂。

八诊：2014 年 3 月 22 日。末次月经 2014 年 3 月 16 日，经前基础体温呈不典型双相，基础体温基线偏高。舌暗、苔白；脉细滑。

处方：车前子 10g，桃仁 10g，茵陈 12g，杜仲 10g，炒蒲黄 10g，茜草 12g，太子参 12g，玉竹 10g，女贞子 15g，石斛 10g，延胡索 10g，夏枯草 12g，荔枝核 10g，川芎 5g，丝瓜络 15g。20 剂。

九诊：2014 年 5 月 31 日。末次月经 2014 年 5 月 18 日，经前基础体温呈不典型双相，基础体温基线偏高。舌淡暗、苔白；脉细滑。2014 年 3 月 29 日腹腔镜下行输卵管手术：左侧输卵管切除，右侧输卵管修复。

处方：柴胡 5g，生麦芽 12g，荷梗 10g，鱼腥草 15g，泽兰 10g，土茯苓 15g，瞿麦 6g，丝瓜络 15g，路路通 10g，枸杞子 15g，川芎 5g，茵陈 12g。20 剂。

十诊：2014 年 8 月 2 日。末次月经 2014 年 7 月 9 日，经前基础体温呈不典型双相。现基础体温高温不典型。舌暗；脉细滑。

处方：车前子 10g，萆薢 10g，川芎 5g，茵陈 10g，土茯苓 12g，菟丝子 15g，夏枯草 10g，月季花 6g，冬瓜皮 15g，延胡索 10g，瞿麦 6g，三七粉 3g（冲服），杜仲 10g。20 剂。

十一诊：2014 年 9 月 27 日。末次月经 2014 年 9 月 25 日，经前基础体温呈不典型双相。末前次月经 2014 年 8 月 30 日。舌苔黄；脉细滑。2014 年 8 月 5 日激素水平检查：FSH 6.02mIU/mL；LH 3.76mIU/mL；

E$_2$ 49.97pg/mL。

处方：野菊花 12g，地丁 10g，荷叶 10g，丝瓜络 15g，川芎 5g，生牡蛎 15g，炒蒲黄 10g，川续断 15g，茵陈 12g，瞿麦 6g，延胡索 10g，柴胡 5g。20 剂。

十二诊： 2014 年 11 月 22 日。末次月经 2014 年 10 月 21 日。现停经 32 天，自查尿 HCG（＋）。苔白干；脉沉滑。

处方：覆盆子 15g，侧柏炭 15g，金银花 12g，玉竹 10g，苎麻根 10g，菟丝子 15g，连翘 5g，当归 10g，墨旱莲 15g，百合 12g。7 剂。

十三诊： 2014 年 11 月 29 日。近 2 日阴道少量褐色分泌物。现口服黄体酮治疗中。舌苔白；脉沉滑。2014 年 11 月 22 日检查：HCG 6435.00 mIU/mL；P 62.14nmol/L。2014 年 11 月 24 日 B 超检查：宫内胎囊 0.8cm。

处方：覆盆子 15g，山药 15g，白术 10g，苎麻根 10g，侧柏炭 15g，金银花 12g，墨旱莲 15g，百合 12g，枸杞子 15g，莲须 5g，椿皮 5g，地骨皮 10g。14 剂。

十四诊： 2014 年 12 月 13 日。昨日感冒，发烧，体温最高 37.9℃，咽痛，恶心呕吐明显。舌淡暗红、苔白；脉沉滑。2014 年 11 月 30 日检查：HCG 61467.00mIU/mL；P 94.49nmol/L。

处方：金银花 12g，木蝴蝶 3g，青蒿 6g，生甘草 6g，百合 12g，鱼腥草 10g，荷叶 10g，苎麻根 10g，黄芩 6g，柴胡 3g。7 剂。

十五诊： 2014 年 12 月 20 日。诉近日恶心呕吐。舌苔白；脉细滑。

处方：荷叶 10g，竹茹 6g，苎麻根 10g，百合 12g，椿皮 5g，莲子心 3g，香薷 3g，茯苓 10g，白术 10g，莲须 5g。14 剂。

十六诊： 2015 年 4 月 25 日。孕 28 周，无不适，B 超检查未见异常。

【按语】 本案辨证脾肾不足，痰湿内阻，治法健脾补肾，利湿化痰。首诊方中茵陈、薏苡仁、荷梗、土茯苓利湿通络，浙贝母、夏枯草散结。湿聚日久易致血瘀，桃仁、月季花、延胡索、香附活血通经，丝瓜络通络，大腹皮行气以化湿，桔梗、百合滋阴润肺，补肺启肾。二诊方在首诊治法基础上加首乌藤、川续断、杜仲补益肝肾，蛇床子温肾壮阳燥湿，阿胶珠养血滋阴以治本。三诊时值经前期，加首乌、熟地黄养血，加白术健脾燥湿以助气血生化有源，加淫羊藿温补肾阳。九诊时值患者行腹腔镜手术后，左侧输卵管切除，右侧输卵管修复。予荷梗、鱼腥草、泽兰、土茯苓、瞿麦、丝瓜络、路路通、川芎、茵陈清热活血、利湿通络。十二诊时患者妊娠，治法益肾安胎、滋阴清热。十三诊时加金银花清热泻火，莲须、椿皮、地骨皮清热安胎，枸杞子补肾固胎。此后患者恶心呕吐明显，结合既往病史，素有痰湿内蕴，药用木蝴蝶疏肝和胃，鱼腥草清热利湿，香薷芳香化湿，白术健脾燥湿，黄芩清热燥湿。

五、排卵障碍性不孕经治妊娠案

吕某，29 岁，已婚。初诊：2013 年 8 月 20 日。

主诉：月经稀发 2 年。

现病史：12 岁初潮，既往月经 30～50 天一行，经期 7 天，经量中等，痛经。2011 年 8 月因一段时间内精神持续紧张后闭经 3 个月，诊断排卵障碍。服克罗米芬及中药间断治疗后，周期为 30～90 天一行，经期 7 天。2013 年输卵管碘油造影后时感少腹疼痛。末次月经 2013 年 5 月 16 日，现闭经 3 月。体毛重，健忘，胃脘不适，纳可，大便时溏。舌暗红；脉细滑。

孕产史：结婚 3 年，未避孕未孕。

辅助检查：2012 年 10 月行激素水平检查，FSH 6.65mIU/mL；LH 6.69mIU/mL；E_2 42.02pg/mL；T 0.47ng/mL。B 超检查：子宫三径 4.1cm×2.9cm×2.7cm；子宫内膜厚度 0.6cm，左附件囊肿。2013 年 5 月 28 日输卵管碘油造影提示：双侧输卵管通畅，形态欠佳。

西医诊断：不孕症。

中医诊断：不孕症（脾肾不足，胞脉瘀滞）。

治法：滋阴补肾，养血活血。

处方：北沙参20g，玉竹10g，当归10g，泽兰10g，石斛10g，远志10g，桃仁10g，茵陈12g，菊花10g，百合12g，大腹皮10g，女贞子15g，三棱10g。20剂。

二诊：2013年10月12日。末次月经2013年10月1日，经量少，经期3天。末前次月经2013年5月16日。舌红；脉细滑。2013年10月23日（月经第3天）激素水平检查：FSH 6.18mIU/mL；LH 9.76mIU/mL；E_2 50.71pg/mL。

处方：阿胶珠12g，丹参10g，地骨皮10g，山茱萸10g，月季花6g，太子参12g，郁金6g，菟丝子15g，浙贝母10g，茵陈12g，茯苓10g，桂圆肉12g，当归10g，桃仁10g。40剂。

三诊：2013年11月23日。末次月经2013年11月12日，经前基础体温呈不典型双相。舌质嫩、边有齿痕；脉细滑。

处方：阿胶珠12g，川芎5g，川楝子6g，泽兰10g，茵陈10g，茯苓10g，大腹皮10g，当归10g，桂圆肉12g，丹参10g，车前子10g，菟丝子15g，首乌10g，玉竹10g，郁金6g。40剂。

四诊：2014年1月18日。末次月经2013年12月18日，经前基础体温呈不典型双相。舌暗红、质嫩，边有齿痕；脉细滑。

处方：当归10g，泽兰10g，茵陈12g，金银花12g，月季花6g，茜草12g，桃仁10g，合欢皮10g，杜仲10g，白术10g，茯苓10g，丝瓜络15g，首乌10g。20剂。

五诊：2014年3月1日。末次月经2014年2月11日，经前基础体温呈单相波动。舌绛暗、边有齿痕；脉细滑。2014年2月19日激素水平检查：FSH 3.40mIU/mL；LH 3.80mIU/mL；E_2 127.00pg/mL；T 0.62ng/mL。

处方：柴胡 5g，郁金 6g，女贞子 15g，石斛 10g，砂仁 3g，荷叶 10g，佩兰 3g，陈皮 6g，青蒿 6g，大腹皮 10g，生甘草 6g，夏枯草 12g，浙贝母 10g，红花 5g。20 剂。

六诊：2014 年 5 月 3 日。末次月经 2014 年 4 月 3 日，经前基础体温呈单相波动。舌绛红；脉细滑。2014 年 4 月 14 日 B 超检查：子宫内膜厚度 0.5cm。

处方：太子参 12g，石斛 10g，生甘草 5g，桃仁 10g，川芎 5g，合欢皮 10g，丹参 10g，柴胡 5g，月季花 6g，金银花 12g，百合 12g，大腹皮 10g，菟丝子 15g。20 剂。

七诊：2014 年 6 月 21 日。末次月经 2014 年 5 月 8 日，经前基础体温呈单相波动。现基础体温有上升趋势。舌暗；脉细滑。

处方：北沙参 15g，玉竹 10g，女贞子 15g，钩藤 10g，郁金 6g，白芍药 10g，阿胶珠 12g，墨旱莲 15g，天冬 10g，熟地黄 10g，太子参 12g，茯苓 10g，当归 10g，菟丝子 15g。30 剂。

八诊：2015 年 2 月 7 日。患者服药后月经恢复一月一行。后停中药治疗行人工辅助生殖。2014 年 11 月 IVF-ET 失败。末次月经 2015 年 2 月 2 日（服黄体酮后）。舌苔薄黄；脉细滑。2015 年 2 月 3 日激素水平检查：FSH 6.78mIU/mL；LH 7.36mIU/mL；E_2 40.51pg/mL；PRL 1.16ug/L；T 0.54ng/mL。

处方：阿胶珠 12g，地骨皮 10g，丹参 10g，浙贝母 10g，丝瓜络 15g，夏枯草 12g，茵陈 12g，红花 5g，益母草 12g，墨旱莲 15g，郁金 6g，柴胡 5g。20 剂。

基础体温见下图。

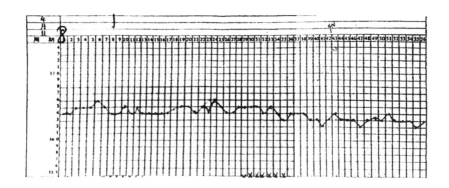

九诊：2015年4月11日。末次月经2015年3月10日，经期7天。经前基础体温均呈单相波动。近日感胡须、体毛较前明显。舌瘦、苔黄；脉细滑。2015年3月18日B超检查：子宫三径3.7cm×3.2cm×2.6cm；子宫内膜厚度0.5cm。2014年3月12日激素水平检查：FSH 8.48mIU/mL；LH 8.64mIU/mL；E_2 42.12pg/mL；T 0.59ng/mL。

处方：北沙参15g，泽兰10g，茵陈10g，生甘草5g，玉竹10g，丝瓜络10g，夏枯草10g，浙贝母10g，郁金6g，桃仁10g，合欢皮12g，菟丝子15g，槐花5g，三棱10g。20剂。

基础体温见下图。

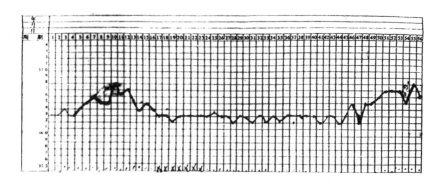

十诊：2015年5月16日。末次月经2015年4月26日，经量较前增多，经色红，经前基础体温呈不典型双相。末前次月经2015年3月10

日。舌暗红、苔黄；脉细滑。

处方：枸杞子15g，丹参10g，川芎5g，丝瓜络15g，月季花6g，桃仁10g，夏枯草12g，香附10g，桑枝10g，猪苓6g，大腹皮10g，生麦芽12g，川芎5g，菟丝子15g。30剂。

十一诊：2015年6月27日。已孕43天。家属代述病情。末次月经2015年4月26日，现基础体温上升后稳定。舌红。2015年6月14日（基础体温上升13天）检查：HCG 83.02mIU/mL。2015年6月15日检查：HCG 135.90mIU/mL；P 18.52ng/mL。2015年6月19日检查：HCG 658.98mIU/mL；P 20.75ng/mL。2015年6月22日检查：HCG 2347.00mIU/mL；P > 40.00ng/mL。2015年6月26日检查：HCG 9630.00mIU/mL；P > 40.00ng/mL。2015年6月26日B超检查：胎囊1.0cm×0.9cm。

处方：菟丝子15g，黄芩6g，生甘草6g，苎麻根10g，椿皮5g，芦根12g，金银花10g，玉竹10g，莲子心3g，女贞子15g，侧柏炭20g，竹茹6g。20剂。

基础体温见下图。

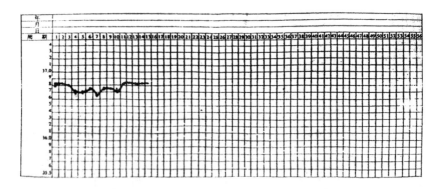

【按语】本案辨证脾肾不足，胞脉瘀滞，治法滋阴补肾，养血活血。首诊方以北沙参为君，滋补肾阴。玉竹、石斛、百合、女贞子为臣，助君药滋肾阴。以当归养血活血，瘀血不去则新血不生；泽兰、三棱、桃仁活血化瘀；茵陈祛湿化浊；菊花疏肝；大腹皮行气，令气行则湿化；远志安神益智、交通心肾，诸药共为佐使。二诊时患者10天前末次月经，经量少，考虑仍为经血化源不足，血海空虚，无血以下，并瘀血痰湿阻滞胞脉，经血不能按时而下。二诊方以阿胶珠、桂圆肉、当归养血；以茯苓、太子参健脾益气；以菟丝子、山茱萸补益肝肾，助阴血化生；以丹参、桃仁活血祛瘀，浙贝母、茵陈燥湿化痰；以月季花、郁金疏肝解郁；以地骨皮清虚热防止热灼津液致阴虚血少。此后患者虽有月经来潮，仍表现为月经后错，续沿用前法治疗。五诊时患者月经后错20余天，舌绛暗，有齿痕，虚热之象较重，乃阴血亏虚致虚热内生。五诊方用女贞子、石斛滋阴清热，青蒿清虚热，生甘草清热解毒；柴胡、郁金、夏枯草疏肝解郁；砂仁、陈皮、大腹皮、佩兰行气燥湿化浊；少佐红花活血，浙贝母散结。九诊时患者舌瘦苔黄，脉细，仍为虚热之象，湿热瘀毒阻滞经脉致体毛加重。九诊方以北沙参滋补肺肾，补肺阴，启肾水，合玉竹加强北沙参滋阴之功；生甘草清热；桃仁、泽兰、三棱、郁金活血化瘀；合欢皮、夏枯草、浙贝母行气软坚散结；茵陈、槐花、丝瓜络祛湿化浊；菟丝子温补肾阳以助化湿。此后数诊均以活血行气、祛湿化浊治法为主，酌用少量菟丝子、枸杞子补肾。十一诊时患者已孕43天，激素检查提示无明显异常，结合既往不孕病史及舌红，辨证肾虚血热。十一诊方以菟丝子补肾，女贞子、玉竹滋阴清热；侧柏炭、苎麻根、椿皮清热凉血；金银花、生甘草、芦根、莲子心清热固冲；黄芩、竹茹清热安胎。

六、继发不育经治妊娠案

剂某，35岁，已婚。初诊：2013年11月16日。

主诉：继发不育3年。

现病史：既往月经规律，周期29天，经期5天，经量中等。末次月经 2013 年 10 月 31 日。末前次月经 2013 年 10 月 2 日。纳可，眠安，二便调。舌绛红；脉细滑。

孕产史：结婚 5 年，人流 3 次。末次人流 2010 年 5 月。2013 年 9 月自然流产 1 次。

辅助检查：2013 年 10 月 9 日激素水平检查，FSH 7.61mIU/mL；LH 4.34mIU/mL；E_2 73.00pmol/L；PRL 11.31ng/mL；T 0.53nmol/L；P 23.27ng/mL。2013 年 9 月 16 日 B 超检查：子宫三径 7.2cm×4.3cm×3.8cm；子宫内膜厚度 0.84cm；左卵巢 2.7cm×2.5cm，右卵巢 3.0cm×1.7cm。

西医诊断：继发不育。

中医诊断：不孕症（肝肾阴虚）。

治法：滋补肝肾，滋阴清热。

处方：北沙参 15g，熟地黄 10g，牡丹皮 10g，金银花 12g，茵陈 12g，百合 12g，山茱萸 15g，女贞子 15g，墨旱莲 15g，生甘草 6g，川续断 15g，川芎 5g，杜仲 10g，桑椹 10g，香附 10g，红花 5g。20 剂。

二诊：2013 年 12 月 28 日。末次月经 2013 年 12 月 1 日，经前基础体温呈不典型双相。现基础体温上升 3 天。舌绛；脉沉细滑。

处方：北沙参 15g，玉竹 10g，郁金 6g，墨旱莲 12g，女贞子 15g，熟地黄 10g，石斛 10g，鱼腥草 10g，菟丝子 15g，茜草 12g，枸杞子 15g，三棱 10g，生甘草 5g，百合 10g。20 剂。

基础体温见下图。

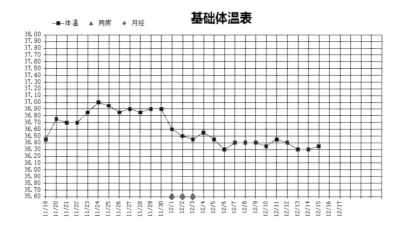

三诊：2014 年 3 月 8 日。末次月经 2014 年 3 月 4 日，经前基础体温呈不典型双相。末前次月经 2014 年 2 月 5 日。舌绛红；脉细滑。2014 年 3 月 6 日激素水平检查：FSH 8.09mIU/mL；LH 1.25mIU/mL；E_2 54pmol/L。2013 年 10 月 13 日 B 超检查：子宫三径 7.1cm×4.7cm×3.7cm；子宫内膜厚度 1.0cm；左卵巢大小 3.6cm×3.7cm，右卵巢大小 2.4cm×2.3cm。

基础体温见下图。

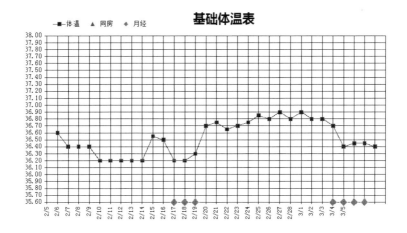

处方：枸杞子 15g，北沙参 15g，桔梗 10g，浙贝母 10g，川续断 15g，玉竹 10g，当归 10g，女贞子 15g，月季花 6g，夏枯草 12g，桃仁 10g，冬瓜皮 20g，玉竹 10g，阿胶珠 12g，菟丝子 15g。20 剂。

四诊：2014 年 5 月 3 日。末次月经 2014 年 4 月 4 日，经前基础体温呈不典型双相。现基础体温上升 7 天。舌绛苔厚；脉细滑。

处方：北沙参 15g，石斛 10g，女贞子 15g，茜草 12g，丹参 10g，墨旱莲 15g，白芍药 10g，莲子心 3g，夏枯草 12g，浙贝母 10g，百合 12g，枳壳 10g，菟丝子 15g，三棱 10g。20 剂。

基础体温见下图。

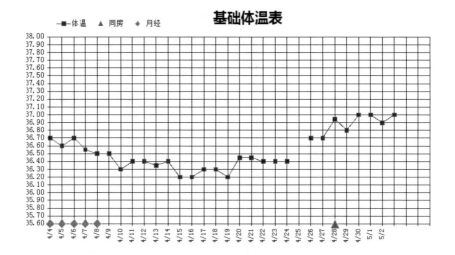

五诊：2014 年 5 月 21 日。末次月经 2014 年 5 月 6 日，经前基础体温呈不典型双相。舌绛；脉沉细滑。

基础体温见下图。

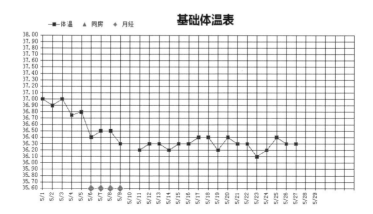

处方：覆盆子 15g，金银花 12g，地骨皮 15g，天冬 10g，玉竹 10g，青蒿 6g，莲子心 3g，墨旱莲 15g，柴胡 5g，川续断 15g，月季花 6g，绿萼梅 6g，白芍药 10g，生麦芽 12g，川芎 5g。20 剂。

六诊：2014 年 7 月 5 日。末次月经 2014 年 6 月 10 日。现基础体温有上升。舌绛；脉细弦。

处方：太子参 12g，郁金 6g，茵陈 10g，合欢皮 10g，夏枯草 12g，桃仁 10g，川续断 20g，阿胶珠 12g，月季花 6g，茜草炭 12g，地骨皮 10g，绿萼梅 6g，金银花 10g，莲子心 3g，远志 5g，菟丝子 15g。20 剂。

基础体温见下图。

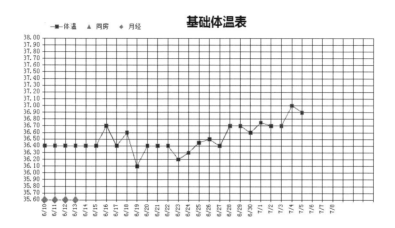

七诊：2014年8月16日。末次月经2014年8月15日，经前基础体温呈典型双相。舌暗；脉细滑。

处方：覆盆子10g，北沙参15g，地骨皮10g，远志5g，墨旱莲10g，月季花6g，熟地黄10g，陈皮6g，枳壳10g，荷叶10g，菟丝子15g，当归10g，益母草10g，香附10g。20剂。

基础体温见下图。

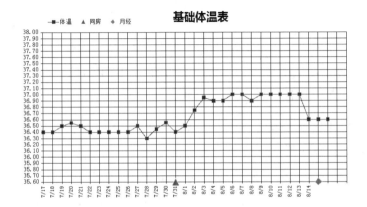

八诊：2014年9月13日。末次月经2014年9月11日，经前基础体温近典型双相。舌暗；脉细滑。

基础体温见下图。

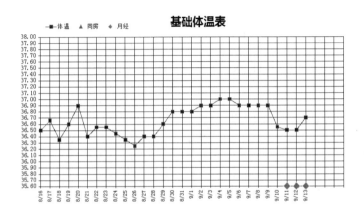

处方：北沙参 15g，地骨皮 10g，茵陈 10g，石斛 10g，月季花 6g，熟地黄 10g，墨旱莲 15g，女贞子 15g，白芍药 10g，路路通 10g，菟丝子 15g，车前子 10g，红花 5g，郁金 6g。20 剂。

九诊：2014 年 10 月 11 日。末次月经 2014 年 9 月 11 日。现停经 30 天，无腹痛及阴道出血。舌暗；脉沉细滑。2014 年 10 月 10 日激素水平检查：HCG 191.22mIU/mL；P 19.96ng/mL。

基础体温见下图。

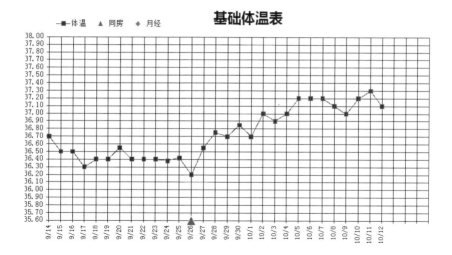

处方：覆盆子 15g，苎麻根 12g，侧柏炭 15g，墨旱莲 15g，菟丝子 15g，白术 10g，莲须 5g，山药 15g，荷叶 10g，枸杞子 15g，地骨皮 10g，竹茹 6g。14 剂。

十诊：2014 年 10 月 25 日。已孕 46 天。基础体温稳定。2014 年 10 月 24 日激素水平检查：P 35.81ng/mL；HCG 19536.00mIU/mL。近日时感恶心，二便调。舌红，苔黄干；脉沉细滑。

处方：芦根 12g，黄芩 6g，百合 12g，菟丝子 15g，玉竹 10g，苎麻根 10g，墨旱莲 15g，莲须 5g，侧柏炭 15g。14 剂。

十一诊：2014年11月8日。已孕8周。末次月经2014年9月11日。基础体温上升后平稳。诉近日恶心呕吐。舌暗红；脉细滑。2014年10月24日激素水平检查：P 35.81ng/mL；HCG 19536.00mIU/mL。2014年11月2日B超检查：胎囊3.4cm×2.3cm×1.9cm，胎芽1.4cm，可见胎心。

基础体温见下图。

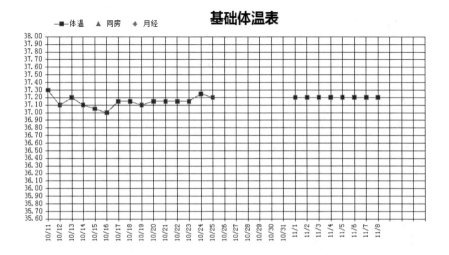

处方：菟丝子15g，黄芩6g，竹茹6g，苎麻根10g，莲子心3g，百合12g，金银花12g，生甘草6g，墨旱莲15g，芦根10g，地骨皮10g，白扁豆10g。14剂。

十二诊：2014年11月22日。已孕10周。基础体温稳定。无腹痛及阴道出血。舌暗红，苔白干；左脉沉细弦滑，右脉滑。

基础体温见下图。

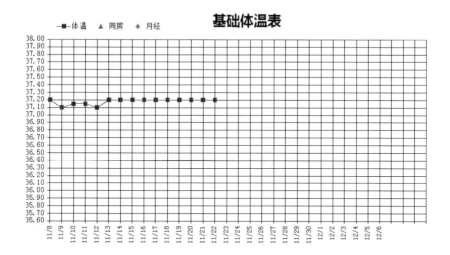

处方：覆盆子 15g，黄芩 6g，侧柏炭 15g，苎麻根 10g，丝瓜络 15g，玉竹 10g，莲子心 3g，墨旱莲 15g，百合 12g，芦根 10g。14 剂。

【按语】本案辨证肝肾阴虚，治法补益肝肾，滋阴清热。首诊方以北沙参、女贞子、墨旱莲、百合、桑椹滋补肾阴，熟地黄滋阴养血；杜仲、川续断、山茱萸补益肝肾；牡丹皮、红花、香附活血行气；茵陈清利湿热，金银花、生甘草清热泻火。二诊时基础体温提示高温期推迟，卵泡期延长，结合雌激素水平偏低，提示患者卵巢储备功能下降，此时基础体温上升 3 天，提示已排卵。二诊方在上方基础上加菟丝子、枸杞子温补肾阳。三诊方在二诊方滋阴清热基础上加月季花、夏枯草疏肝，加阿胶珠滋阴养血。此后沿用此法治疗 4 月余，月经恢复基本正常，周期 26～34 天。再次复诊时患者已孕。结合既往病史以及舌暗，脉沉细滑，辨证肾虚兼内热。药用覆盆子、菟丝子、枸杞子补肾；墨旱莲、地骨皮滋阴清热；山药、白术健脾；苎麻根、侧柏炭、莲须、荷叶、竹茹清热凉血，固冲安胎。十一诊时患者诉恶心，加用芦根除烦止呕；舌红，苔黄干提示热象较重，加用黄芩清热安胎，玉竹滋阴清热。

七、原发不孕经治妊娠案

顾某，女，34 岁，已婚。初诊：2012 年 3 月 24 日。

主诉：未避孕不孕 2 年。

现病史：月经初潮 15 岁，既往月经周期一月一行，经期 4 ～ 5 天，经量中等，痛经。近 1 年无明显诱因月经量减少一半。末次月经 2012 年 3 月 9 日，末前次月经 2012 年 2 月 13 日。现左下腹隐痛，腰酸，经量少较前加重，经期乳房胀痛，偶有溢乳，夜尿频，大便每日 1 次，带下可，脱发。舌淡暗，苔白；脉细滑。

孕产史：婚后工具避孕 4 年。现未避孕未孕 2 年。

辅助检查：2011 年 1 月激素水平检查 PRL 升高，予口服溴隐亭至今，1.25mg、日一次，现 PRL 正常。自述 2 年前男方精液常规检查正常。2012 年 2 月 15 日激素水平检查：FSH 10.99mIU/mL；LH 3.57mIU/mL；E_2 18.39pg/mL；PRL 11.15ng/mL。

西医诊断：不孕症。

中医诊断：不孕症（肾阳亏虚，湿阻胞脉）。

治法：温肾助阳，利湿活血。

处方：菟丝子 15g，地丁 10g，当归 10g，荷梗 10g，川楝子 6g，蒲公英 6g，薏苡仁 20g，广木香 3g，荔枝核 10g，杜仲 10g，夏枯草 12g，川芎 5g，三七粉 3g（冲服）。20 剂。

二诊：2012 年 5 月 26 日。末次月经 2012 年 5 月 2 日，经前基础体温呈不典型双相。末前次月经 2012 年 4 月 4 日。现基础体温有上升。腰酸、脱发均减轻。经前乳胀。舌暗、质嫩；脉细滑。

基础体温见下图。

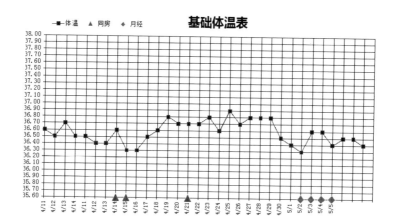

处方：柴胡 5g，野菊花 10g，益母草 10g，川楝子 6g，合欢皮 10g，夏枯草 12g，百合 10g，首乌 10g，桑寄生 15g，川芎 5g，枳壳 10g，薏苡仁 15g，菟丝子 15g，知母 5g，香附 10g。20 剂。

三诊：2012 年 7 月 14 日。末次月经 2012 年 6 月 21 日，经前基础体温呈不典型双相。现基础体温典型上升。舌淡暗；脉细滑。2012 年 6 月 22 日激素水平检查：FSH 13.10mIU/mL；LH 3.83mIU/mL；E_2 36.03pg/mL。2012 年 6 月 14 日 B 超检查：子宫三径 4.9cm×4.2cm×4.4cm；宫底部内膜增厚约 1.6cm，双附件未见异常。

基础体温见下图。

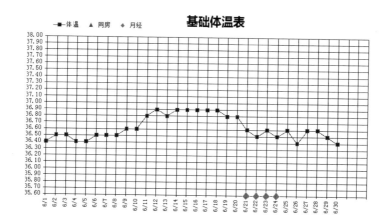

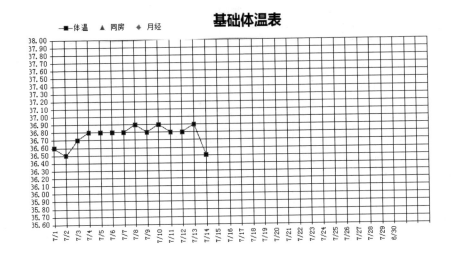

处方：北沙参 15g，女贞子 15g，石斛 10g，月季花 5g，茜草 12g，当归 10g，莲须 5g，生牡蛎 20g，绿萼梅 6g，百合 12g，丹参 10g，柴胡 5g，生甘草 5g，川续断 15g，益母草 10g，香附 10g。20 剂。

四诊： 2012 年 8 月 18 日。末次月经 2012 年 8 月 12 日，经前基础体温呈不典型双相。腰痛改善。脱发，小便黄，大便干。舌暗红，苔腻；脉细滑。

处方：太子参 15g，当归 10g，川芎 5g，冬瓜皮 15g，川续断 15g，车前子 10g，三棱 10g，月季花 6g，路路通 10g，覆盆子 15g，女贞子 15g，柴胡 5g，香附 10g，玉竹 10g，莲须 5g。20 剂。

五诊： 2012 年 10 月 13 日。末次月经 2012 年 10 月 1 日，末前次月经 2012 年 9 月 5 日，经前基础体温呈不典型双相。偶有腹胀、腹泻。舌淡，苔白；脉沉细滑。

处方：当归 10g，杜仲 10g，车前子 10g，巴戟天 3g，茵陈 12g，茯苓 10g，白术 10g，夏枯草 12g，桃仁 10g，苏木 10g，三棱 10g，菟丝子 15g，地骨皮 10g。20 剂。

基础体温见下图。

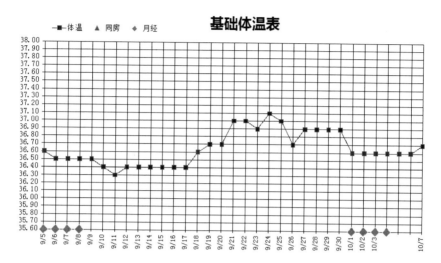

六诊：2012年12月8日。末次月经2012年11月23日，经前基础体温呈不典型双相。末前次月经2012年10月28日。现基础体温呈低温相。现服溴隐亭1.25mg、日一次。偶有头晕，急躁易怒。舌淡；脉细滑。2012年11月24日激素水平检查：FSH 17.20mIU/mL；LH 2.99mIU/mL；E_2 29.66pg/mL。

　　基础体温见下图。

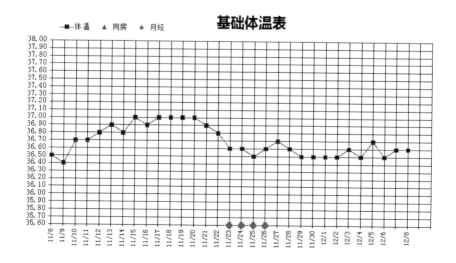

处方：菊花 12g，葛根 6g，钩藤 15g，桔梗 10g，浙贝母 10g，夏枯草 12g，月季花 6g，白术 10g，车前子 10g，三棱 10g，川芎 5g，杜仲 10g。20 剂。

七诊：2013 年 1 月 12 日。末次月经 2012 年 12 月 20 日，经前基础体温呈不典型双相。末前次月经 2012 年 11 月 23 日。现基础体温有上升。现服溴隐亭 1.88mg、日一次。急躁易怒、头晕较前稍减轻。舌暗；脉细滑。2012 年 12 月 22 日激素水平检查：FSH 8.60mIU/mL；LH 2.53mIU/mL；E_2 37.06pg/mL；PRL 22.06ng/mL。2013 年 1 月复查 PRL：16.98ng/mL。

处方：钩藤 10g，菊花 10g，夏枯草 12g，丹参 10g，女贞子 15g，月季花 6g，桃仁 10g，川芎 5g，浙贝母 10g，茵陈 12g，薏苡仁 15g，杜仲 10g，菟丝子 15g，百合 12g，北沙参 10g，萆薢 10g。20 剂。

基础体温见下图。

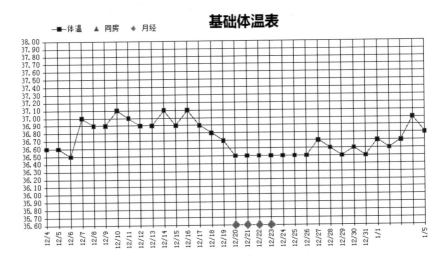

八诊：2013 年 3 月 2 日。末次月经 2013 年 2 月 11 日，末前次月经 2013 年 1 月 16 日。现基础体温呈高温相。经量少、经期腹痛、潮热汗出改善。急躁易怒好转。偶有头晕，失眠。舌暗、质嫩，舌心苔薄；脉沉细滑。

　　基础体温见下图。

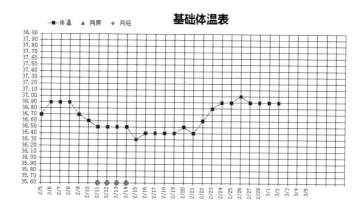

　　处方：阿胶珠 12g，枸杞子 15g，菟丝子 15g，白术 10g，桂圆肉 12g，川芎 5g，泽兰 10g，薏苡仁 20g，茜草 12g，当归 10g，香附 10g，红花 5g。20 剂。

　　九诊：2013 年 4 月 6 日。末次月经 2013 年 4 月 1 日，经前基础体温呈不典型双相。末前次月经 2013 年 3 月 9 日。舌绛；脉细滑。

　　基础体温见下图。

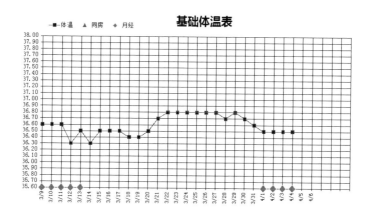

处方：菊花 10g，钩藤 15g，葛根 6g，茯苓 10g，月季花 6g，薏苡仁 15g，茜草 12g，桃仁 10g，郁金 6g，百合 12g，桔梗 10g，丝瓜络 15g，杜仲 10g，菟丝子 15g，三棱 10g，浙贝母 10g。20 剂。

十诊：2013 年 5 月 25 日。末次月经 2013 年 5 月 21 日，末前次月经 2013 年 4 月 25 日，经前基础体温呈不典型双相。现服溴隐亭 1.25mg、日一次。无泌乳。舌暗红；脉细滑。2013 年 5 月 22 日激素水平检查：FSH 13.30mIU/mL；LH 3.68mIU/mL；E_2 28.69pg/mL；PRL 41.49ng/mL。

基础体温见下图。

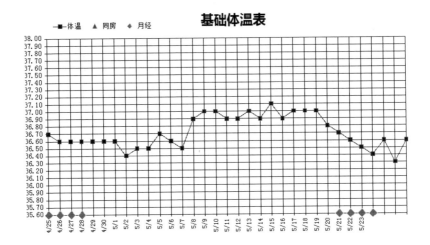

处方：鱼腥草 15g，菊花 10g，葛根 6g，钩藤 10g，百合 12g，金银花 12g，浙贝母 10g，桔梗 10g，夏枯草 12g，山茱萸 10g，桃仁 10g，瞿麦 6g，苏木 10g，川芎 5g。20 剂。

十一诊：2013 年 6 月 22 日。末次月经 2013 年 6 月 15 日，经前基础体温呈双相。末前次月经 2013 年 5 月 21 日。舌淡暗；脉沉细滑。

处方：生牡蛎 12g，菊花 10g，钩藤 10g，浙贝母 10g，夏枯草 12g，茯苓 10g，泽泻 10g，路路通 10g，桔梗 10g，鱼腥草 10g，杜仲 10g，川芎 5g，月季花 6g，生甘草 5g。20 剂。

基础体温见下图。

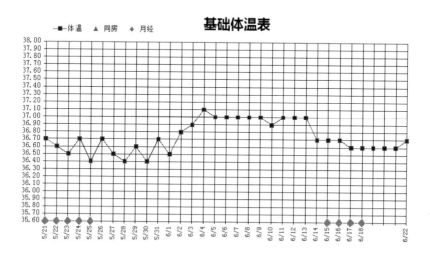

十二诊：2013 年 8 月 3 日。末次月经 2013 年 8 月 2 日，末前次月经 2013 年 7 月 8 日，经前基础体温呈不典型双相，经量少。二便调，面色较前润泽。舌淡暗；脉细滑。

基础体温见下图。

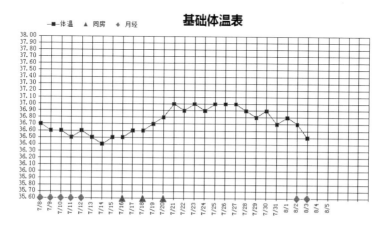

处方：首乌 10g，太子参 12g，阿胶珠 12g，枸杞子 15g，女贞子 15g，桂圆肉 12g，当归 10g，茯苓 10g，白术 10g，杜仲 10g，菟丝子 15g，蛇

床子 3g，车前子 10g，柴胡 5g，墨旱莲 15g。20 剂。

十三诊：2013 年 9 月 21 日。末次月经 2013 年 9 月 18 日，末前次月经 2013 年 8 月 26 日，经前基础体温呈不典型双相。舌暗；脉细滑。

基础体温见下图。

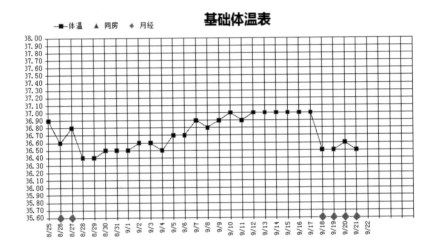

处方：太子参 12g，泽兰 10g，山药 15g，白术 10g，地骨皮 10g，阿胶珠 12g，郁金 6g，桃仁 10g，莲须 5g，莲子心 3g，当归 10g，茜草 12g，蛇床子 3g。20 剂。

十四诊：2013 年 11 月 1 日。末次月经 2013 年 10 月 13 日，末前次月经 2013 年 9 月 18 日，经前基础体温呈不典型双相。现服用溴隐亭 2.5mg、日一次治疗中。诉近日乏力症状改善。舌淡；脉细滑。宫腔镜检查正常。

处方：太子参 12g，菟丝子 15g，桂圆肉 12g，钩藤 15g，当归 10g，首乌 10g，阿胶珠 12g，川芎 5g，浙贝母 10g，薏苡仁 20g，月季花 6g，桃仁 10g，合欢皮 10g，香附 10g。20 剂。

十五诊：2014 年 1 月 11 日。末次月经 2013 年 12 月 26 日，经前基础体温呈不典型双相。现基础体温已上升。舌暗；脉细滑。

基础体温见下图。

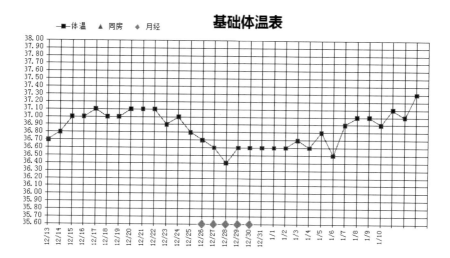

处方：菟丝子 15g，枸杞子 15g，墨旱莲 15g，当归 10g，远志 5g，阿胶珠 12g，百合 12g，地骨皮 10g，首乌 10g，广木香 3g，香附 10g，柴胡 5g。20 剂。

十六诊：2014 年 2 月 15 日。末次月经 2014 年 1 月 22 日，经前基础体温呈不典型双相。舌淡；脉细滑。

基础体温见下图。

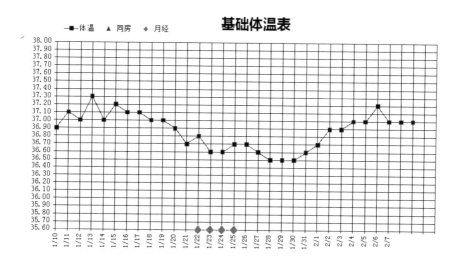

处方：生牡蛎 15g，墨旱莲 15g，枸杞子 15g，覆盆子 15g，月季花 6g，白术 10g，当归 10g，砂仁 3g，大腹皮 10g，槐花 6g，女贞子 15g，荷叶 10g，椿皮 5g。20 剂。

十七诊：2014 年 3 月 22 日。末次月经 2014 年 3 月 12 日，经前基础体温呈不典型双相。末前次月经 2014 年 2 月 15 日。舌淡；脉细滑。2014 年 3 月 13 日激素水平检查：FSH 9.96mIU/mL；LH 2.38mIU/mL；E_2 31.66pg/mL；PRL 14.08ng/mL。

基础体温见下图。

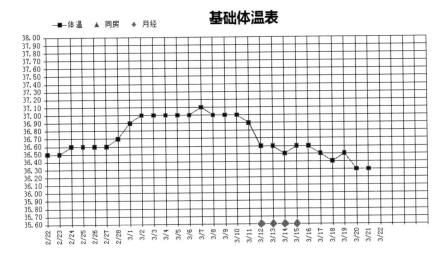

处方：当归 10g，太子参 12g，桔梗 10g，川续断 15g，白术 10g，茯苓 10g，菟丝子 15g，三棱 10g，桂圆肉 12g，车前子 10g，月季花 6g，巴戟天 3g。20 剂。

十八诊：2014 年 5 月 17 日。末次月经 2014 年 5 月 1 日。现基础体温已上升。舌淡红；脉细滑。

基础体温见下图。

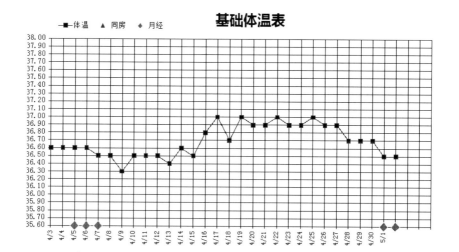

处方：当归 10g，川续断 15g，白芍药 10g，山药 15g，白术 10g，枸杞子 15g，阿胶珠 12g，青蒿 6g，月季花 6g，益母草 10g，地骨皮 10g，椿皮 6g，香附 10g，浙贝母 10g，远志 5g。20 剂。

十九诊：2014 年 6 月 14 日。末次月经 2014 年 5 月 25 日，经前基础体温呈典型双相。现基础体温典型上升。舌淡；脉细滑。

处方：当归 10g，首乌 10g，川续断 15g，香附 10g，桃仁 10g，蛇床子 3g，墨旱莲 15g，白芍药 10g，阿胶珠 12g，月季花 6g，熟地黄 10g，女贞子 15g，枳壳 10g，砂仁 5g。20 剂。

二十诊：2014 年 8 月 2 日。末次月经 2014 年 7 月 14 日。现基础体温典型上升。舌淡暗；脉沉滑。

处方：阿胶珠 12g，太子参 15g，黄精 10g，茯苓 10g，白术 12g，川续断 15g，夏枯草 12g，墨旱莲 12g，枸杞子 15g，百合 12g，桂圆肉 12g，当归 10g。20 剂。从月经第 5 天开始服药。

二十一诊：2014 年 10 月 25 日。胚胎移植术后 11 天。基础体温高温稳定。血 HCG 18.20mIU/mL。无腰酸腹痛。阴道偶有少量血性分泌物。舌暗、质嫩；脉细滑。

处方：覆盆子15g，白术10g，荷叶12g，苎麻根10g，侧柏炭10g，枸杞子15g，菟丝子15g，茯苓10g，山药15g，莲须5g，百合12g。14剂。

二十二诊：2014年11月8日。胚胎移植术后36天。无腹痛及阴道出血。舌苔薄白；脉细滑。2014月11月2日激素水平检查：E$_2$ 356.30pg/mL；P 95.20ng/mL。B超检查：未见胎芽，胎囊1.2cm×1.0cm。

处方：覆盆子15g，菟丝子15g，苎麻根10g，白术10g，茯苓10g，川续断15g，百合12g，山药15g，荷叶10g，枸杞子15g，太子参12g，地骨皮10g。7剂。

【按语】本案辨证肾阳亏虚、湿阻胞脉，治法温肾助阳、利湿活血。予菟丝子、杜仲补肾益精，尤善温补肾阳。既往有高泌乳素血症病史，偶有溢乳，素有痛经史，时有左下腹隐痛，乃肝气郁结，不通则痛。气郁日久化火，肝火上冲，乳汁外溢；气为血之帅，气郁无力推动血行则瘀血内停，加重疼痛；兼见舌质暗，为气滞血瘀之征。药用川楝子、地丁、夏枯草、荔枝核、蒲公英行气散结止痛。地丁、夏枯草、蒲公英性凉，亦可清气郁所化之热。当归、川芎、广木香、三七粉，四药活血行气止痛。以薏苡仁、荷梗入脾经，健脾化湿，使营血生化有源。二诊时患者腰酸、脱发症状均改善，提示肾气有所恢复。经前基础体温呈不典型双相，考虑黄体功能不足。二诊方以菟丝子、桑寄生、首乌补肾，柴胡条达肝气、疏肝解郁，加合欢皮、枳壳等理气解郁。以益母草、菊花、知母活血滋阴清热防温补太过而伤阴液。三诊时患者查黄体中期子宫内膜过厚，舌质暗，提示血瘀。予茜草、当归、丹参、益母草活血化瘀，余补肾疏肝用药大致同前。四诊时症见小便黄、苔腻、脉滑，均为湿热内蕴之征。予冬瓜皮、车前子、路路通清热利尿，助湿热从小便而解；舌暗红，提示瘀血日久不去。加三棱破血行气，增强化瘀之功。五诊时偶有腹胀、腹泻之症，舌质淡苔白，辨证脾虚。以茯苓、白术相配健脾益气亦可化湿。六、七诊时见急躁易怒之症，为肝火旺扰动心神，肝阳偏亢所致，以菊花、钩藤共用清肝平肝。八诊时偶有头晕、乏力、失眠诸症，为患病日久，耗伤心脾，气血两虚所致。予阿胶珠、桂圆肉相伍补益心脾，化生气血。之后患者行IVF-ET。移植受孕后复诊时，阴道偶有出血，诊断胎漏。患者素脾肾两虚，药用覆盆子、菟丝子健脾补肾，苎麻根清热安胎，山药、白术、茯苓补气健脾，佐侧柏炭、荷叶凉血止血，莲须收涩止血，枸杞子补肝肾兼能养血。

第七章

高泌乳素血症验案

7

一、卵巢囊肿、高泌乳素血症案

杨某，女，26岁，已婚。初诊：2011年4月23日。

主诉：发现卵巢囊肿2年。

现病史：既往月经规律，一月一行，经期5～7天，经量偏多，经期腹痛，需用止痛药。末次月经2014年3月24日，末前次月经2014年2月20日。现右下腹隐痛，无腹胀，二便调。舌暗、质嫩，舌体胖大；脉细弦滑。

孕产史：结婚半年，无生育史，工具避孕中。

辅助检查：2年前因腹痛经超声检查发现右附件区囊肿3.5cm×2.9cm。间断复查，囊肿持续存在。2011年4月13日B超检查：右侧卵巢可见一无回声，大小约3.3cm×2.5cm。

西医诊断：卵巢囊肿；痛经。

中医诊断：肠蕈；痛经（肝郁脾虚）。

治法：健脾补肾。

处方：柴胡5g，金银花12g，鱼腥草10g，川楝子6g，生牡蛎30g，夏枯草12g，月季花6g，瞿麦6g，广木香3g，杜仲10g，菟丝子20g，白术10g，山药15g。14剂。（另三七粉3g，7剂，经期冲服）。

二诊：2011年6月18日。末次月经2011年5月29日，经前基础体温不典型双相。现右下腹疼痛减轻。舌淡暗，舌体胖大；脉细滑。

处方：车前子10g，瞿麦6g，当归10g，川芎5g，丝瓜络15g，延胡索10g，茜草炭12g，百合12g，薏苡仁20g，杜仲10g，连翘10g，月季花6g。20剂。

三诊：2011年8月27日。末次月经2011年8月1日。现基础体温呈单相波动。舌淡、舌体胖大；脉细弦。

处方：冬瓜皮 15g，浙贝母 10g，百部 10g，桔梗 10g，鱼腥草 15g，金银花 12g，薏苡仁 20g，泽兰 10g，牡丹皮 10g，茜草 12g，女贞子 15g，菟丝子 20g，车前子 10g，香附 10g。20 剂。

四诊：2011 年 11 月 19 日。末次月经 2011 年 10 月 29 日。近期未测基础体温。近日时感右下腹疼痛。舌淡、边有齿痕；脉细滑。

处方：太子参 15g，荔枝核 10g，野菊花 10g，枸杞子 15g，川续断 15g，杜仲 10g，连翘 10g，蒲公英 10g，川楝子 6g，冬瓜皮 15g，柴胡 5g，炒白芍 10g。20 剂。

五诊：2012 年 3 月 4 日。末次月经 2012 年 1 月 26 日，末前次月经 2011 年 12 月 25 日，经前基础体温呈不典型双相。舌淡红；脉细滑。

处方：菟丝子 15g，山药 15g，白术 10g，川续断 15g，当归 10g，车前子 10g，首乌 10g，三棱 10g，桂圆肉 12g，蛇床子 3g，巴戟天 3g，路路通 10g，香附 10g。20 剂。

六诊：2012 年 4 月 21 日。末次月经 2012 年 3 月 25 日。现基础体温上升。舌暗红、质嫩；脉细滑。

处方：阿胶珠 12g，柴胡 5g，墨旱莲 15g，莲须 5g，枸杞子 15g，覆盆子 15g，百合 12g，当归 10g，白芍药 10g，白术 10g，女贞子 15g，菟丝子 15g。20 剂。

七诊：2012 年 7 月 14 日。末次月经 2012 年 6 月 27 日，经前基础体温不典型双相。尿频，面部痤疮，体毛重。舌体胖大；脉细滑。

处方：车前子 10g，薏苡仁 20g，泽兰 10g，月季花 6g，夏枯草 12g，白术 10g，蛇床子 3g，川楝子 6g，瞿麦 6g，连翘 10g，冬瓜皮 30g，百部 10g，菟丝子 20g，川芎 5g。20 剂。

八诊：2012 年 10 月 13 日。末次月经 2012 年 9 月 27 日，经前基础体温呈不典型双相。无泌乳，经前乳胀。舌体胖大；脉细弦滑。2012 年 9 月 10 日激素水平检查：PRL 39.70ng/mL。蝶鞍核磁检查：右侧 0.5cm 异常信号。

处方：阿胶珠 12g，钩藤 15g，夏枯草 12g，生甘草 5g，茯苓 10g，鱼腥草 15g，金银花 12g，浙贝母 10g，菟丝子 15g，泽泻 10g，当归 10g，郁金 6g，葛根 10g，白头翁 10g，槐花 6g。20 剂。

九诊：2013 年 1 月 19 日。末次月经 2013 年 12 月 24 日，经前基础体温呈单相。舌暗；脉细弦。

处方：冬瓜皮 15g，薏苡仁 15g，钩藤 10g，葛根 6g，当归 10g，泽兰 10g，夏枯草 12g，菊花 10g，川芎 5g，阿胶珠 12g，茯苓 10g，杜仲 10g，百部 10g，桃仁 10g，槐花 6g。20 剂。

十诊：2013 年 4 月 13 日。末次月经 2013 年 4 月 4 日，经前基础体温呈不典型双相。舌体胖大，苔白；脉细弦滑。

处方：旋覆花 10g，珍珠母 15g，桔梗 10g，浙贝母 10g，丹参 10g，茵陈 12g，绿萼梅 6g，百合 12g，泽泻 10g，牡丹皮 10g，女贞子 15g，桃仁 10g，槐花 6g。20 剂。

十一诊：2013 年 9 月 14 日。末次月经 2013 年 8 月 24 日，经前基础体温呈不典型双相。现阴道少量出血。舌红，苔黄；脉细滑。

处方：枸杞子 15g，远志 5g，石韦 10g，鱼腥草 15g，地丁 10g，生甘草 5g，丹参 10g，泽兰 10g，百合 12g，金银花 12g，白头翁 10g，马齿苋 20g，川芎 5g。20 剂。

十二诊：2014 年 1 月 11 日。末次月经 2013 年 12 月 25 日，经前基础体温呈单相，末前次月经 2013 年 11 月 26 日。痛经改善。舌淡；脉细滑。

处方：夏枯草 12g，茵陈 12g，百合 12g，川芎 5g，三棱 10g，浙贝母 10g，钩藤 10g，鱼腥草 15g，菊花 12g，葛根 6g，川续断 15g，菟丝子 15g，桃仁 10g，槐花 6g。20 剂。

十三诊：2014 年 4 月 26 日。末次月经 2014 年 4 月 16 日，经前基础体温呈不典型双相，末前次月经 2014 年 3 月 13 日。舌淡；脉细滑。2014

年 2 月 12 日激素水平检查：PRL 50.00ng/mL；FSH 4.35mIU/mL；LH 2.51 mIU/mL；E$_2$ ＜ 20.00pg/mL。

处方：川续断 15g，枸杞子 15g，浙贝母 10g，丝瓜络 15g，桔梗 10g，茵陈 12g，白术 10g，钩藤 15g，郁金 6g，夏枯草 12g，桃仁 10g，当归 10g，桑寄生 15g，菊花 6g。20 剂。

十四诊：2014 年 7 月 5 日。末次月经 2014 年 6 月 12 日，经前基础体温呈不典型双相。舌嫩；脉细滑。

处方：菟丝子 15g，白芷 3g，丝瓜络 15g，冬瓜皮 10g，桔梗 10g，大腹皮 10g，百合 12g，薏苡仁 15g，茵陈 12g，川续断 15g，桃仁 10g，当归 10g，黄精 10g。20 剂。

十五诊：2014 年 9 月 6 日。末次月经 2014 年 8 月 14 日，经前基础体温呈不典型双相。基础体温呈双相下降后无月经来潮。舌淡、舌体胖大；脉细滑。2014 年 8 月 16 日激素水平检查：FSH 4.06mIU/mL；LH 1.35 mIU/mL；E$_2$ 43.60pg/mL。

处方：当归 10g，太子参 15g，茯苓 10g，白术 10g，补骨脂 10g，车前子 10g，桂枝 2g，月季花 6g，薏苡仁 20g，冬瓜皮 20g，广木香 3g，川芎 5g，浙贝母 10g。20 剂。

十六诊：2014 年 11 月 8 日。末次月经 2014 年 10 月 25 日，经前基础体温近典型双相。末前次月经 2014 年 9 月 24 日。舌淡；脉细滑。

处方：阿胶珠 12g，太子参 12g，菊花 12g，葛根 6g，浙贝母 10g，茵陈 12g，夏枯草 12g，丝瓜络 15g，黄精 10g，郁金 6g，青蒿 6g，芦根 12g，杜仲 10g。20 剂。

【**按语**】首诊时患者舌质嫩、舌体胖大、脉细弦，辨证肝郁脾虚。并考虑患者肝郁日久化热，热毒内生。西医诊断卵巢囊肿、痛经，中医诊断肠覃、痛经。治法健脾补肾。治疗至八诊，患者经查诊断高泌乳素血症。八诊方以茯苓健脾益气；夏枯草、生甘草、金银花清上焦热毒；钩藤、郁金、浙贝母疏肝清肝、调理气机；泽泻泻相火；菟丝子温动肾阳；槐花、白头翁清解阳明热毒；以葛根味薄、体轻之性，载药上行，直达病所。虽患者月经尚规律，然毒热内盛，若忽视阴血顾护，病久及肾，胞脉受累，肾水不足，胞脉不通，或致闭经。故八诊方酌加阿胶珠、当归养血、活血。此后诸诊延续此法，酌加菊花、茵陈、青蒿等清热利湿；丝瓜络、月季花、郁金、木香、大腹皮、钩藤通络调理气机；杜仲、续断、补骨脂温助肾阳；丹参、桃仁通络行血；白芷、川芎、旋覆花引药上行。

二、复发性流产、高泌乳素血症案

薛某，31岁，女，已婚。初诊：2011年12月31日。

主诉：月经量少2年，不良妊娠2次。

现病史：14岁月经初潮，周期30～36天一行，经期4～5天。近2年无诱因月经量明显减少。末次月经2011年12月25日，末前次月经2011年11月13日，经前基础体温呈不典型双相。现晨起咳痰，心烦急躁，纳食欠佳，眠安，二便调。舌暗、质嫩；脉细滑。

孕产史：结婚3年，妊娠2次。2010年9月生化妊娠，2011年7月孕60天左右胎停育。

辅助检查：2011年12月26日激素水平检查，FSH 7.10mIU/mL；LH 4.1mIU/mL；E_2 31.50pg/mL；PRL 61.30ng/mL；T 0.49ng/dL。B超检查：子宫三径 4.3cm×3.7cm×2.5cm，子宫内膜厚度 0.6cm。

西医诊断：复发性流产；高泌乳素血症。

中医诊断：滑胎；月经量少（脾肾两虚、痰瘀互结）。

治法：健脾补肾，祛湿化痰。

处方：太子参12g，当归10g，菊花10g，钩藤10g，冬瓜皮15g，茯苓10g，白术10g，枸杞子15g，菟丝子15g，远志10g，桑寄生15g，夏枯草 12g，川续断 10g，川芎 5g，桔梗 10g。20 剂。

二诊：2012 年 3 月 24 日。末次月经 2012 年 3 月 4 日，经前基础体温呈不典型双相，经量少、色淡。末前次月经 2012 年 2 月 2 日。近日时感头痛。纳可，偶有失眠，二便调。舌淡；脉细滑。

处方：太子参 15g，当归 10g，生甘草 5g，白术 10g，桂圆肉 10g，阿胶珠 12g，枸杞子 15g，菟丝子 15g，首乌 10g，月季花 6g，钩藤 15g，葛根 6g，浙贝母 10g，川芎 5g。40 剂。

三诊：2012 年 4 月 14 日。末次月经 2012 年 4 月 11 日，经量少、色暗，经前基础体温呈典型双相。末前次月经 2012 年 3 月 4 日。近日偶有发热，头疼，咳嗽有痰，咽干，急躁，纳少，眠可，大便偏黏。舌暗、质嫩，舌体瘦、边有齿痕；脉沉细。

处方：白扁豆 10g，钩藤 10g，葛根 5g，月季花 6g，女贞子 15g，丹参 10g，连翘 12g，夏枯草 10g，桔梗 10g，生甘草 5g，金银花 10g，百部 10g，绿萼梅 6g。30 剂。

四诊：2012 年 6 月 23 日。末次月经 2012 年 6 月 14 日，经量少，经前基础体温呈不典型双相。近日感乏力，腰痛。舌淡；脉细滑。2012 年 4 月 13 日激素水平检查：FSH 5.24mIU/mL；LH 3.00mIU/mL；E_2 282.40pg/mL；PRL 20.77ng/mL。

处方：阿胶珠 10g，太子参 15g，当归 10g，川芎 5g，白术 10g，夏枯草 12g，桂圆肉 12g，首乌 10g，川续断 15g，菟丝子 15g，茵陈 10g，山药 15g。20 剂。

五诊：2012 年 7 月 22 日。末次月经 2012 年 9 月 10 日，末前次月经 2012 年 8 月 11 日，经前基础体温呈不典型双相。诉近日口干，素喜冷饮。舌红；脉细滑。2012 年 9 月 12 日激素水平检查：FSH 8.85mIU/mL；LH 3.80mIU/mL；E_2 142.00pg/mL；PRL 25.60ng/mL；T 1.04ng/dL。

处方：枸杞子 12g，首乌 10g，白术 10g，瞿麦 6g，桔梗 10g，川续断

15g，当归 10g，茯苓 10g，益母草 10g，绿萼梅 10g，玉竹 10g，生甘草 5g，百合 10g，连翘 10g。20 剂。

六诊：2013 年 3 月 2 日。末次月经 2013 年 2 月 11 日，经前基础体温呈不典型双相，经量略增多。末前次月经 2013 年 1 月 4 日。二便调。舌暗；脉细滑。现服溴隐亭 2.5mg、日 1 次治疗中。

处方：当归 10g，炒白芍 12g，阿胶珠 12g，茜草 12g，地骨皮 10g，茵陈 12g，墨旱莲 15g，枸杞子 15g，女贞子 15g，白术 10g，月季花 6g，钩藤 10g，泽泻 10g，川芎 5g。20 剂。

七诊：2013 年 5 月 11 日。末次月经 2013 年 4 月 13 日，经前基础体温呈不典型双相，经血色暗，量较前增多。末前次月经 2013 年 3 月 14 日。胸胁胀痛间作，纳呆，脘闷，便溏，小便调。舌淡暗；脉沉滑。溴隐亭 1.25mg、日 1 次。2013 年 4 月 15 日激素水平检查：FSH 6.99mIU/mL；LH 5.30mIU/mL；E_2 121.00pg/mL；PRL 4.88ng/mL。

处方：冬瓜皮 20g，泽兰 10g，阿胶珠 12g，桃仁 10g，月季花 6g，薏苡仁 20g，牡丹皮 10g，金银花 12g，浙贝母 10g，杏仁 6g，白术 10g，川续断 15g，菊花 10g，合欢皮 10g，女贞子 15g，杜仲 10g，当归 10g。20 剂。

八诊：2013 年 7 月 27 日。末次月经 2013 年 7 月 19 日，经前基础体温呈不典型双相。舌暗、质嫩；脉细滑稍弦。2013 年 6 月 29 日激素水平检查：FSH 6.56mIU/mL；LH 5.60mIU/mL；E_2 214.04pg/mL。

处方：菊花 10g，钩藤 10g，泽兰 10g，夏枯草 12g，月季花 6g，红花 5g，生甘草 6g，大腹皮 15g，川续断 10g，菟丝子 10g，郁金 6g，合欢皮 10g，金银花 12g，女贞子 10g，白术 10g，杜仲 10g，车前子 10g。20 剂。

九诊：2013 年 10 月 26 日。末次月经 2013 年 10 月 19 日，经前基础体温呈不典型双相。末前次月经 2013 年 9 月 18 日。现服溴隐亭 1.25mg、日 1 次。面色萎黄，焦虑状态。舌体胖大、齿痕明显；脉沉滑。2013 年 5

月输卵管造影提示：双侧输卵管通畅。

处方：阿胶珠 12g，白术 10g，川续断 15g，川芎 5g，茯苓皮 10g，砂仁 3g，高良姜 3g，蛇床子 3g，桂圆肉 10g，杜仲 10g，桃仁 10g，生甘草6g，郁金 6g，月季花 6g，泽兰 10g。20 剂。

十诊：2014 年 3 月 1 日。末次月经 2014 年 2 月 12 日。近日未测基础体温。舌暗，舌体胖大、齿痕明显；脉沉细滑。2014 年 2 月 14 日激素水平检查：FSH 5.32mIU/mL；LH 6.03mIU/mL；E$_2$ 246.00pg/mL；T 1.06ng/dL。

处方：太子参 12g，当归 10g，川续断 5g，川芎 5g，夏枯草 12g，月季花 6g，茵陈 10g，桂圆肉 12g，砂仁 3g，大腹皮 10g，蛇床子 3g，瞿麦6g，桂枝 2g。20 剂。

十一诊：2014 年 3 月 15 日。现基础体温高温稳定。舌暗、质嫩，边有齿痕；脉沉滑数。2014 年 3 月 13 日激素水平检查：HCG 114.78mIU/mL；PRL 31.07ng/mL；P 38.5ng/mL。

处方：覆盆子 15g，墨旱莲 12g，金银花 10g，百合 10g，苎麻根 10g，荷叶 10g，菟丝子 15g，地骨皮 6g，竹茹 6g，珍珠母 6g，侧柏炭 12g，山药 15g，白术 10g，茯苓 10g。14 剂。

十二诊：2014 年 3 月 22 日。基础体温上升后持续稳定。舌暗、质嫩，边有齿痕；脉沉弦滑。2014 年 3 月 20 日激素水平检查：HCG 4086.00mIU/mL；PRL 18.92ng/mL；P 35.36ng/mL。

处方：覆盆子 15g，白术 10g，川续断 15g，苎麻根 6g，百合 12g，荷叶 10g，茯苓 10g，枸杞子 15g，菟丝子 15g，山药 15g，地骨皮 10g，金银花 12g。14 剂。

十三诊：2014 年 4 月 5 日。基础体温上升后持续稳定。近日感冒。舌淡、舌体胖大；脉沉滑。2014 年 3 月 31 日查：HCG 49870.60mIU/mL；PRL 45.26ng/mL；P 36.50ng/mL。2014 年 4 月 2 日 B 超检查：宫内胎囊1.9cm×1.8cm×2.6cm，胎芽 0.3cm，可见胎心。

处方：覆盆子 15g，山药 15g，白术 10g，茯苓 10g，苎麻根 10g，侧柏炭 15g，枸杞子 15g，菟丝子 15g，百合 10g，荷叶 10g，椿皮 5g，莲子心 3g。14 剂。

【按语】本案辨证脾肾两虚、痰瘀互结，治法健脾补肾，祛湿化痰。首诊方以菟丝子、桑寄生、枸杞子为君补肾。以白术、太子参为臣健脾益气。以当归、远志、川续断、冬瓜皮、茯苓、夏枯草、菊花、钩藤为佐。当归补血活血，远志化痰宁心，川续断补肝肾、活血脉，茯苓健脾化湿，冬瓜皮利湿，夏枯草、菊花、钩藤清热平肝散结。以川芎、桔梗为使。川芎其性升散上入巅顶，桔梗载药上行，二者合用引药入经，直达病所。二诊延续前方治法。药用菟丝子、枸杞子、首乌补肾，太子参、白术健脾益气。患者经量少色淡、失眠、舌淡，考虑为血虚，予桂圆肉、阿胶珠补益心脾。时有头痛之症，考虑肝阳偏亢，予月季花疏肝，钩藤平肝。葛根、川芎引药上行，生甘草调和诸药。三诊时见发热、头疼、咳嗽有痰诸症，为风热袭表之象，予金银花、连翘辛凉透表、清热解毒，桔梗、百部止咳祛痰。见急躁之症，予绿萼梅疏肝理气。纳少、大便黏、舌质嫩、舌体瘦、边有齿痕，考虑脾虚湿蕴，脾为湿困不能运化，予白扁豆健脾化湿。舌暗，月经量少、色暗，予丹参活血通经；以月季花甘温通利之性，入肝经血分，活血调经。症见乳头胀痒，肝经走乳头，此为肝火偏亢之象，予钩藤、夏枯草疏肝郁、清肝火。四诊时乏力明显，脾主四肢，脾气虚则乏力，以太子参、山药、白术三药共用补气健脾。肾精亏虚故见腰痛，以菟丝子、川续断、首乌三药共用补肾。经量少、舌淡、脉细，为血虚之征，予阿胶珠补血。五诊时口干喜冷饮，舌红，为血热煎烁津液，予瞿麦、益母草清热活血调经。以后数诊延用前法，健脾补肾，化痰活血。至 2013 年 5 月 11 日复诊，患者经血色暗、胸胁胀痛间作、纳呆便溏，舌暗脉滑，为瘀血内阻、痰湿内蕴之表现，予牡丹皮、泽兰、当归、桃仁活血调经；冬瓜皮、薏苡仁、白术化湿利水。至 2014 年 3 月 15 日复诊，患者已受孕。孕后见舌暗、边有齿痕，脉沉滑数，提示脾肾不足，湿蕴化热，治法健脾补肾，清热安胎。予覆盆子、菟丝子、苎麻根补肾安胎；佐墨旱莲、地骨皮养阴清热安胎，防孕后气血下注，胎元过热，扰动血海。

第八章

子宫内膜异位症验案

8

一、子宫内膜异位囊肿术后经治妊娠案

梁军，女，33岁，已婚。初诊：2014年2月22日。

主诉：巧囊术后，胎停育1次。

现病史：既往月经规律，周期30天，经期5～6天，经量中等，有小血块，偶有痛经。末次月经2014年1月21日。2013年7月诊断右侧卵巢囊肿，2014年1月7日腹腔镜下行右卵巢子宫内膜异位囊肿剥除术，术后2014年1月21日予亮丙瑞林注射治疗。现纳可，多梦，晨起头晕，面部痤疮，小便黄，大便溏。舌淡、舌体胖大；脉细滑。

孕产史：结婚7年，人工流产2次，胎停育1次。末次妊娠2011年6月，孕70天发现胎停育行清宫术。

辅助检查：2013年10月25日女性激素检查，FSH 8.22mIU/mL；LH 3.71mIU/mL；E_2 84.00pg/mL；PRL 10.86ng/mL；T 0.55ng/dL。

西医诊断：子宫内膜异位囊肿。

中医诊断：癥瘕（脾肾两虚，湿热内蕴）。

治法：健脾补肾，祛湿清热。

处方：鱼腥草15g，桔梗10g，浙贝母10g，百部10g，夏枯草12g，川续断15g，茯苓10g，连翘12g，荷叶10g，当归10g，女贞子15g，墨旱莲15g，月季花6g。20剂。

二诊：2014年4月5日。患者子宫内膜异位囊肿术后2周2014年1月21日月经来潮，注射亮丙瑞林1支，后月经未再来潮，现基础体温单相，潮热汗出症状明显。舌淡；脉沉细滑。

处方：当归10g，首乌10g，川续断15g，川芎5g，白术10g，桂圆肉12g，熟地黄10g，女贞子15g，钩藤15g，玫瑰花6g，车前子10g，鱼腥草15g，夏枯草12g，菟丝子20g。20剂。

三诊：2014年4月26日。亮丙瑞林停药后3月。现基础体温上升18天，经查已孕。舌淡；脉细滑。2014年4月22日激素水平检查：HCG 445.69mIU/mL；P 29.31ng/mL。2014年4月24日激素水平检查：HCG 1252.50mIU/mL；P 17.12ng/mL。

处方：覆盆子15g，山药15g，白术10g，菟丝子15g，茯苓10g，苎麻根10g，侧柏炭20g，莲子心3g，百合12g，枸杞子15g。7剂。

四诊：2014年5月10日。巧囊术后已孕。基础体温持续高温稳定。舌暗、舌体胖大，苔薄白；脉细。

处方：覆盆子15g，黄芩炭10g，苎麻根10g，侧柏炭15g，莲须5g，白术10g，地骨皮10g，枸杞子15g，百合12g，椿皮6g，菟丝子15g。14剂。

五诊：2014年5月31日。已孕9周。诉近日足跟疼痛。舌淡暗、质嫩；脉沉细无力。B超检查提示：早孕。

处方：覆盆子15g，苎麻根10g，山药15g，白术10g，金银花12g，侧柏炭15g，菟丝子15g，枸杞子15g，青蒿6g，地骨皮15g，百合12g。10剂。

六诊：2014年7月5日。孕15周。舌暗、舌体胖大；脉弦滑有力。超声检查提示：胎芽长4cm，可见胎心。

处方：覆盆子15g，白术10g，苎麻根10g，茯苓10g，山药15g，荷叶10g，侧柏炭15g，墨旱莲15g，莲子心3g，莲须5g，百合12g。10剂。

七诊：2015年2月7日。2014年12月18日顺产1女婴。产时出血不多，现产后1月余，诉足跟痛，乳汁少。舌淡；脉细滑。

处方：生黄芪12g，郁金6g，阿胶珠12g，丝瓜络15g，生麦芽12g，茯苓10g，枸杞子15g，川芎5g，杜仲10g。20剂。

八诊：2015年4月18日。末次月经2014年3月。现哺乳中。足跟痛改善。舌暗、舌体胖大；脉细滑。

处方：太子参 12g，白术 10g，川续断 15g，阿胶珠 12g，茯苓 15g，枸杞子 15g，百合 12g，浙贝母 10g，川芎 5g，桑寄生 15g。20 剂。

【按语】本案辨证脾肾两虚、湿热内蕴，治法健脾补肾、祛湿清热。首诊方以女贞子、墨旱莲补益肾阴，续断温助肾阳，此三药为君；茯苓、荷叶健脾化浊，桔梗、浙贝母、百部开提肺气，补肺启肾，助君药补肾养阴，同时促进水液下输膀胱，自小便排出，则体内水湿自减，以上诸药共为臣；少佐当归、月季花活血化瘀，夏枯草、连翘、鱼腥草清热解毒散结。二诊时患者已停达菲林近 3 月，月经仍未潮，潮热汗出，舌淡，脉沉细滑，提示冲任虚损，肾阴不足。二诊方以熟地黄、女贞子、首乌、桂圆肉、菟丝子养阴益肾，继予车前子、鱼腥草、夏枯草清热利湿散结，少佐钩藤、玫瑰花疏肝清热。用药 2 月余，患者受孕。孕后足跟痛明显，舌暗、质嫩；脉沉细。肾主骨，肾气不足，则四肢末端之骨少于肾精充养，孕后一身之精血下聚胞中以养胎，肾气不足之征愈显。故孕后主要以覆盆子、枸杞子、菟丝子、续断顾护肾气以安胎，白术、山药健脾安胎，莲须、荷叶、侧柏炭、苎麻根清热安胎。经保胎治疗，患者于 2014 年 12 月顺产 1 女，过程顺利，出血量不多。产后复诊诉足跟痛明显，乳少，故产后继以顾护肾气为法，少佐川芎，入肝经，理气活血，阿胶珠等补益阴血，血充气达则乳汁自盛。

二、子宫内膜异位囊肿术后复发经治妊娠案

张某，女，27 岁，已婚。初诊：2010 年 10 月 9 日。

主诉：发现子宫内膜异位囊肿 2 年。

现病史：既往月经规律，周期 30 天，经期 5 天，经量中等。2009 年 5 月行腹腔镜下左侧子宫内膜异位囊肿剥除手术，术后予达菲林 3.75mg 肌内注射，每月 1 次，连续治疗 3 个月。2010 年 7 月左侧子宫内膜异位囊

肿复发。末次月经 2010 年 9 月 29 日。现纳可，眠佳，二便调。舌红，苔黄；脉细滑。

孕产史：结婚 2 年，未避孕未孕。

辅助检查：2010 年 7 月 B 超检查示左侧子宫内膜异位囊肿复发，37mm×28mm。

西医诊断：子宫内膜异位囊肿。

中医诊断：癥瘕（脾肾不足，湿热瘀结）。

治法：健脾补肾，清热化瘀，散结利湿。

处方：月季花 6g，瞿麦 6g，泽兰 10g，茯苓皮 10g，夏枯草 12g，益母草 10g，川楝子 6g，丝瓜络 15g，金银花 12g，桔梗 10g，黄芩 10g，浙贝母 10g，三七粉 3g（冲服）。20 剂。

二诊：2010 年 10 月 30 日。末次月经 2010 年 10 月 21 日。经期无腹痛。舌淡；脉弦滑。

处方：太子参 12g，川续断 15g，枸杞子 15g，当归 10g，远志 5g，冬瓜皮 15g，茯苓 10g，桂圆肉 12g，天冬 10g，地骨皮 10g，三棱 10g，车前子 10g，路路通 10g。20 剂。

三诊：2010 年 12 月 4 日。末次月经 2010 年 11 月 17 日，经量中等，较前增多。未测基础体温。舌淡红；脉沉弦滑。

处方：枸杞子 15g，车前子 10g，杜仲 10g，川芎 5g，益母草 10g，夏枯草 12g，连翘 12g，生甘草 5g，续断 15g，菟丝子 15g，桑寄生 15g，香附 10g。20 剂。另，三七粉 3g×5 剂（冲服）。

四诊：2011 年 1 月 8 日。末次月经 2010 年 12 月 17 日，经前基础体温呈不典型双相。现基础体温上升，近日感冒。舌暗红、质嫩，舌心红；脉细滑。

处方：北沙参 15g，菟丝子 15g，当归 6g，墨旱莲 12g，金银花 12g，女贞子 15g，炒白芍 10g，合欢皮 10g，续断 15g，熟地黄 10g，天冬 10g，三七粉 3g（冲服）。10 剂。

五诊：2011 年 2 月 19 日。末次月经 2011 年 2 月 17 日，经前基础体温呈不典型双相，经量中等。末前次月经 2011 年 1 月 12 日。现基础体温有上升。舌淡红；脉弦滑。

处方：阿胶珠 12g，牡丹皮 10g，女贞子 15g，白芍药 10g，白术 10g，青蒿 6g，墨旱莲 15g，覆盆子 15g，山药 15g，玉竹 10g，枸杞子 15g，北柴胡 5g，莲子心 3g，香附 10g。20 剂。

六诊：2011 年 4 月 2 日。末次月经 2011 年 4 月 1 日，痛经，烦躁。末前次月经 2011 年 3 月 7 日。近期未测基础体温。舌淡红；脉细弦。

处方：生牡蛎 15g，钩藤 15g，川芎 5g，川续断 15g，夏枯草 12g，土茯苓 20g，杜仲 10g，连翘 10g，茵陈 12g，合欢皮 10g，瞿麦 6g，金银花 12g，三七粉 3g（冲服）。40 剂。

七诊：2011 年 5 月 28 日。末次月经 2011 年 5 月 7 日。现基础体温有上升。舌淡；脉弦滑。

处方：当归 10g，阿胶珠 12g，瞿麦 6g，金银花 12g，夏枯草 12g，女贞子 15g，杜仲 10g，连翘 10g，茜草炭 12g，炒蒲黄 10g，百合 12g，荷叶 10g，菟丝子 20g，川楝子 6g。20 剂。

八诊：2011 年 7 月 16 日。末次月经 2011 年 6 月 26 日，经前基础体温呈不典型双相。现基础体温上升 10 天。舌淡、舌体瘦；脉沉滑。

处方：覆盆子 15g，当归 10g，茜草炭 12g，川芎 5g，女贞子 15g，杜仲 10g，茵陈 12g，白扁豆 10g，益母草 10g，大腹皮 10g，川楝子 6g。20 剂。

九诊：2011 年 10 月 15 日。末次月经 2011 年 10 月 12 日，经期无腹痛。末前次月经 2011 年 9 月 14 日。近期未测基础体温。舌淡、质嫩；脉细滑。

处方：制首乌 10g，当归 10g，茜草炭 12g，川芎 5g，瞿麦 6g，金银花 12g，茵陈 12g，白扁豆 10g，茯苓 10g，青蒿 6g，月季花 6g，冬瓜皮 20g，地骨皮 10g，北柴胡 5g。20 剂。

十诊：2011 年 12 月 17 日。末次月经 2011 年 11 月 7 日。现停经 41 天，查尿 HCG 阳性。基础体温高温波动，无腹痛，阴道少量出血，恶心。舌苔白；脉沉滑。

处方：菟丝子 15g，竹茹 6g，苎麻根 6g，黄芩 6g，枸杞子 15g，覆盆子 12g，山药 15g，茯苓 10g，荷叶 10g，大蓟 10g，小蓟 10g，百合 12g，续断 15g，地骨皮 10g，玉竹 10g。14 剂。

十一诊：2012 年 10 月 20 日。2012 年 7 月 28 日顺产一男婴。现产后 3 个月，未哺乳，畏寒，头痛，产后 40 余天月经未潮。舌暗；脉沉滑。

处方：制首乌 10g，荷叶 10g，丝瓜络 15g，女贞子 15g，白术 10g，青蒿 6g，续断 15g，地骨皮 10g，杜仲 10g，葛根 3g，钩藤 15g，夏枯草 12g，川芎 5g。20 剂。

【按语】 本案辨证脾肾不足，湿热瘀结，治法健脾补肾，清热化瘀，散结利湿。首诊方以瞿麦为君，清热利湿，破血化瘀。以泽兰、益母草为臣，增强活血化瘀之功。同时经期服用三七粉活血化瘀，散结止痛。丝瓜络、川楝子、桔梗散结理气通络，调理气机。茯苓皮、浙贝母化痰利水消肿，辅以金银花、黄芩、夏枯草清热散结。首方服药 20 天后，经期无腹痛。二诊见舌淡，脉弦滑，提示湿、热、瘀之征象改善，脾肾不足之本象渐显。二诊方以太子参、续断为君健脾补肾；以枸杞子、桂圆肉为臣增强温补脾肾之功。予当归、三棱活血化瘀；地骨皮养阴清虚热，仍取清热化瘀利湿之义。此后诸诊皆以此法，以补益脾肾为治疗之本，配合清热利湿、化瘀消癥之法治标。十诊时患者妊娠，见舌苔白，脉沉滑，提示肾虚冲任失固，蓄以养胎之阴血下泄，故见少量阴道出血。以菟丝子、续断、覆盆子、苎麻根为君，增强健脾补肾之功，大蓟、小蓟、地骨皮、玉竹、百合、黄芩共用，清热止血安胎。

三、子宫内膜异位症痛经案

戴某，女，25岁，已婚。初诊：2012年8月4日。

主诉：经行腹痛加重半年余，子宫内膜异位囊肿术后1个月。

现病史：既往月经周期规律。时有痛经，于2012年1月始腹痛加重，需服用止痛药。2012年7月因"子宫内膜异位囊肿"行腹腔镜手术，术后予以"亮丙瑞林"3.75mg注射治疗。末次月经2012年7月27日。现纳食可，二便调，情绪急躁。舌淡红，苔黄腻；脉细弦滑。

孕产史：结婚3个月，未避孕未孕。

西医诊断：子宫内膜异位症。

中医诊断：痛经（瘀热互结）。

治法：化瘀清热。

处方：北柴胡5g，浙贝母10g，生牡蛎15g，茜草炭12g，鱼腥草10g，泽泻10g，炒蒲黄10g，丝瓜络15g，延胡索10g，百部10g，荷梗10g，三七粉3g（冲服），川芎5g。20剂。

二诊： 2012年11月10日。末次月经2012年7月27日。亮丙瑞林每月1针，已用3次，末次用药2012年9月16日。现基础体温呈单相低温。潮热出汗。舌体胖大，苔白腻；脉细弦。2012年10月13日B超检查：子宫内膜厚度0.2cm；双卵巢显示不清。

处方：北沙参15g，荷叶10g，当归10g，续断15g，瞿麦6g，生甘草6g，金银花10g，月季花6g，玫瑰花5g，益母草10g，大腹皮10g，女贞子15g。20剂。

三诊： 2012年12月1日。巧囊术后，亮丙瑞林3针，停药2个月。偶有潮热汗出。舌暗红，苔白干；脉细滑。2012年11月25日激素水平检查：FSH 9.73mIU/mL；LH 4.66mIU/mL；E_2 62.15pg/mL。

处方：北沙参 15g，丹参 10g，当归 10g，郁金 6g，金银花 12g，生甘草 5g，瞿麦 6g，泽泻 10g，玉竹 10g，阿胶珠 12g，川续断 15g，桑寄生 15g，川芎 5g，荷叶 10g，菟丝子 15g。20 剂。

四诊：2012 年 12 月 29 日。末次月经 2012 年 12 月 25 日，经量少，经前基础体温呈不典型双相，经期腹痛减轻。末前次月经 2012 年 12 月 5 日。舌淡暗、舌体胖大；脉细滑。2012 年 12 月 27 日激素水平检查：FSH 8.94mIU/mL；LH 7.78mIU/mL；E_2 31.23pg/mL。

处方：鱼腥草 15g，瞿麦 6g，炒白芍 10g，墨旱莲 15g，夏枯草 12g，当归 10g，菟丝子 15g，阿胶珠 12g，月季花 6g，川芎 5g，车前子 10g，三棱 10g，续断 15g，杜仲炭 10g，远志 5g，金银花 12g，蛇床子 3g，香附 10g。20 剂。

五诊：2013 年 1 月 26 日。末次月经 2013 年 1 月 26 日，经前基础体温呈不典型双相。经期腹痛未发作。舌淡红，苔黄；脉细滑。

处方：北沙参 15g，玉竹 10g，浙贝母 10g，百部 10g，川芎 5g，金银花 12g，月季花 6g，桃仁 10g，茵陈 12g，鱼腥草 15g，泽兰 10g，瞿麦 6g，荷叶 10g。20 剂。

六诊：2013 年 3 月 16 日。末次月经 2013 年 2 月 26 日，经前基础体温近典型双相，经期腹痛未发作。舌苔黄厚；脉沉细。

处方：柴胡 5g，荷叶 10g，白扁豆 10g，大腹皮 10g，枳壳 10g，丹参 10g，月季花 6g，生麦芽 12g，合欢皮 10g，女贞子 15g，金银花 12g，生甘草 5g，菟丝子 15g。20 剂。

七诊：2013 年 4 月 20 日。末次月经 2013 年 4 月 3 日，经前基础体温呈不典型双相。现基础体温有上升趋势。舌淡红；脉细滑。

处方：柴胡 5g，茜草炭 10g，瞿麦 5g，炒白芍 10g，荷叶 10g，茵陈 10g，玉竹 10g，生甘草 5g，夏枯草 10g，菟丝子 15g，生麦芽 12g，百合 10g。20 剂。

　　【**按语**】本案辨证瘀热互结，治法化瘀清热。首诊方药用川芎、三七、延胡索、茜草炭、炒蒲黄、丝瓜络共奏活血之效。以浙贝母、泽泻、鱼腥草清热泻火。延胡索行血中气滞、柴胡疏解肝气、百部调降肺气、荷梗宽理中气，使气机条达，利于瘀血消散。二诊见潮热汗出，舌体胖大、苔白腻，脉细弦，热证尚存，治法清热滋阴兼活血行气。二诊方多用寒凉之药，瞿麦、金银花、北沙参清热。佐续断、女贞子滋补肝肾之阴，平虚热。患者近3个月月经未行，血瘀内阻胞宫，冲任不调，地道不通，月经难调。活血行气之时，兼以调经，药用当归、瞿麦、月季花、益母草。选玫瑰花、大腹皮调节气机，使肝气条达，以利月事依时而下，合以甘草调和诸药。至三诊，潮热汗出之症较前减轻，仍未行经，肾阴不足、血瘀之证仍在。三诊方予续断、桑寄生补肾，北沙参、丹参滋阴，菟丝子补肾填精。

第九章

围绝经期综合征验案

9

一、围绝经期综合征案

周某，女，43 岁，已婚。初诊：2010 年 11 月 20 日。

主诉：闭经 3 年。

现病史：既往月经周期规律，30 天一行，经期 6 天。2004 年 6 月人工流产术后出现月经后错，周期 2～3 个月一行，经期 10 余天，经量中等。2007 月 6 月后闭经。此后中药间断治疗。现带下无，阴道干涩，无潮热汗出等其他不适症状。舌红；脉细滑。近 1 年无性生活，母亲 39 岁绝经。

孕产史：1991 年 5 月顺产一男婴。2004 年 6 月人工流产一次。

辅助检查：2010 年 10 月 14 日激素水平检查，FSH 116.70mIU/mL；LH 50.12mIU/mL；E_2 8.04pg/mL；T 16.39ng/dL。2010 年 10 月 13 日 B 超检查：子宫三径 4.1cm×3.8cm×4.4cm；子宫内膜厚度 0.4cm；多发性子宫肌瘤。

西医诊断：围绝经期综合征。

中医诊断：绝经前后诸证（肝肾阴虚）。

治法：养阴清热。

处方：北沙参 15g，钩藤 15g，菊花 10g，枳壳 10g，丹参 10g，女贞子 15g，生甘草 5g，续断 15g，蛇床子 3g，合欢皮 10g，绿萼梅 15g，杜仲炭 10g，菟丝子 15g，浮小麦 15g，熟地黄 10g。20 剂。

二诊：2011 年 2 月 26 日。自觉无明显不适。舌淡红；脉细滑。

处方：北沙参 15g，女贞子 15g，莲子心 3g，丝瓜络 15g，金银花 12g，生甘草 5g，白芍药 10g，丹参 10g，墨旱莲 15g，钩藤 10g，川芎 5g，月季花 6g，熟地黄 10g，绿萼梅 10g，浮小麦 30g，百合 12g。20 剂。

三诊：2011 年 9 月 3 日。纳可，眠佳，二便调。舌暗红；脉细滑。

处方：菟丝子 15g，北沙参 15g，莲子心 3g，枸杞子 15g，墨旱莲

15g，生甘草 5g，桑寄生 15g，山药 15g，当归 10g，生地黄 10g，女贞子 15g，熟地黄 10g，金银花 12g，百合 12g，远志 5g。40 剂。

四诊：2012 年 4 月 28 日。失眠，大便干，胸闷。舌暗红；脉细滑。2012 年 4 月 17 日激素水平检查：FSH 113.90mIU/mL；LH 52.39mIU/mL；E_2 5.00pg/mL。

处方：北沙参 15g，钩藤 15g，全瓜蒌 15g，百合 10g，墨旱莲 15g，蛇床子 3g，地骨皮 10g，女贞子 15g，生麦芽 12g，丹参 10g，续断 15g，枸杞子 15g，菟丝子 15g。20 剂。

五诊：2012 年 10 月 20 日。无潮热汗出。眠差。舌红，苔厚腻；脉细滑数。

处方：首乌藤 10g，枳壳 10g，桃仁 10g，玉竹 10g，夏枯草 12g，绿萼梅 6g，菟丝子 10g，荷叶 10g，生麦芽 12g，月季花 6g，茵陈 12g，白扁豆 10g，炒槐花 6g，金银花 12g，百合 12g，莱菔子 12g，丹参 10g。40 剂。

六诊：2013 年 1 月 19 日。自觉胸闷缓解，睡眠改善，大便稍干。舌暗，苔黄；脉细滑数。

处方：北柴胡 5g，枳壳 10g，黄芩 5g，钩藤 15g，丹参 10g，金银花 12g，生甘草 6g，女贞子 15g，百合 12g，绿萼梅 6g，远志 5g，茵陈 12g。25 剂，隔日一服。

【按语】本案辨证肝肾阴虚，治法以滋补肝肾、清热疏肝为主。首诊方以北沙参为君，滋肺胃之阴，金水相生，补肺启肾。以女贞子、熟地黄、丹参补益肾精，续断、蛇床子、菟丝子、杜仲炭温补肾阳，诸药共用为臣以补益肾之阴阳。佐菊花、生甘草、浮小麦清血分虚热；肝无所属则急，以钩藤、枳壳、合欢皮、绿萼梅疏肝理气。首方服药 20 天后阴道干涩症状改善，舌色转淡红，提示阴血亏虚渐好转。二诊方考虑滋补阴血，日久留瘀，加用川芎、月季花活血化瘀。余药同前，治法滋阴补肾，清热疏肝。此后数诊皆治以此法，逐渐加重补肾之力，佐以清热疏肝活血。

二、绝经后阴痒、乳胀案

方某，女，52岁，已婚。初诊：2018年11月27日。

主诉：绝经2年，间断阴痒1年，乳房胀痛3月。

现病史：15岁初潮，既往月经周期规律，一月一行，经期5～6天，经量中等，色红，有血块，50岁自然绝经。近1年阴道炎反复发作，外阴瘙痒，近3个月乳房胀痛，行乳腺B超提示乳腺结节。现无阴痒，下肢凉，偶有潮热汗出，乳胀，纳可，眠欠安，二便调。舌暗、舌体胖大，苔白腻；脉沉细滑。

西医诊断：围绝经期综合征；阴道炎。

中医诊断：绝经前后诸证；阴痒；乳胀（肾虚肝郁）。

治法：平补肝肾，行气化瘀。

处方：枸杞子12g，玫瑰花6g，钩藤10g，浙贝母10g，鱼腥草10g，荷梗10g，郁金6g，百合10g，浮小麦10g，续断15g，桂枝2g，泽泻10g，生甘草6g，桃仁10g。7剂。

二诊：2018年12月25日。自诉情绪恐惧，大便时干时稀，双侧乳房未触及明显结节。舌暗、舌体胖大；左脉沉细弦无力，右脉细滑。

处方：枸杞子15g，钩藤10g，丹参10g，茜草10g，郁金6g，葛根3g，槐花5g，绿萼梅6g，浙贝母10g，杜仲10g。7剂。

三诊：2019年1月8日。乳房胀痛减轻，阴痒改善。舌暗、舌体胖大；脉细滑。

处方：冬瓜皮12g，郁金6g，玫瑰花6g，浙贝母6g，钩藤10g，丹参10g，茜草10g，百合10g，太子参12g，桑叶10g，石斛10g，芦根10g。7剂。

【按语】本案辨证肾虚肝郁，治法平补肝肾、行气化瘀。首诊方以枸杞子、续断为君。枸杞子性平甘润，补益肾精肝血；续断味苦、甘、辛，入肝肾经，辛则温通，补益肝肾精血同时行血脉，补而不滞。以玫瑰花、钩藤、浙贝母、郁金、百合、桃仁、泽泻为臣。钩藤清肝热，玫瑰花、郁金、桃仁行气散瘀；浙贝母散结；百合入肺经，补肺启肾；泽泻"泻肾经邪火，清下焦湿热"。以鱼腥草、荷梗、浮小麦为佐。鱼腥草辛而微寒，清热解毒；荷梗理气化湿；浮小麦入心经，益气除热止汗。以桂枝、生甘草为使。桂枝辛温发散，温通血脉凝滞，温化水湿；生甘草调和诸药。二诊时患者大便时干时稀。延用原法，以杜仲易续断补益肝肾；以丹参、茜草易桃仁，茜草性苦寒，化瘀同时兼能清热。大便时干，以槐花易鱼腥草，槐花"凉大肠、清血热"，可避免热结阳明，加重下焦湿热。三诊时患者乳房胀痛缓解，阴痒改善，提示郁滞减轻。三诊方以太子参、冬瓜皮为君，增强健脾益气之力，促进水液运化。少佐石斛滋肾阴、降虚火；芦根养阴清热利小便，给湿邪以出路。

三、绝经后妇人腹痛案

杨某，女，68岁，已婚。初诊：2017年10月21日。

主诉：双侧腹股沟疼痛10余年，加重20余日。

现病史：患者10余年前自觉劳累后双侧腹股沟区胀痛，伴腰骶疼痛，带下无，无发热恶寒，自行口服中成药后时可缓解，每于劳累后复发。20余天前因家人生病，劳累后腹痛复发。现症见：双侧腹股沟隐痛，腰酸，带下无，无发热，脐周疼痛，恶心，无呕吐。大便可，每日一行，小便灼热。自行口服左氧氟沙星7天，症状略有改善。舌暗红，苔黄腻；脉细滑。13岁月经初潮，周期30天一行，经期5～6天。48岁时自然绝经，绝经后无异常阴道出血。

孕产史：1970 年顺产一女，1973 年顺产一子。

辅助检查：2017 年 4 月 10 日 B 超检查示子宫三径缩小，右侧壁可见 0.8cm 低回声，宫腔分离，内径 0.3cm；子宫内膜厚度 0.1cm；双附件区未见异常回声。

西医诊断：绝经后综合征。

中医诊断：妇人腹痛（气滞血瘀，湿热阻滞）。

治法：活血理气，清热利湿。

处方：旋覆花 10g，丝瓜络 10g，生甘草 5g，延胡索 6g，瞿麦 6g，桔梗 10g，蒲公英 10g，路路通 10g，当归 10g，广木香 5g，柴胡 3g，川芎 6g。7 剂。

二诊：2017 年 11 月 28 日。药后腹痛明显减轻，脐周疼痛缓解，恶心消失，小便灼热改善。近日于某医院行妇科检查、盆腔 CT 未见异常。舌暗，苔黄稍腻；脉沉弦。

处方：丝瓜络 15g，瞿麦 6g，茜草 12g，路路通 10g，广木香 3g，荷梗 10g，茵陈 12g，旋覆花 10g，川芎 5g，夏枯草 12g，绿萼梅 6g，三七粉 3g（分冲）。7 剂。

【按语】本案辨证气滞血瘀、湿热阻滞，治法活血理气、清热利湿。首诊方以旋覆花下气活血止恶；以丝瓜络、路路通通络活血止痛；以当归、川芎、瞿麦、延胡索共奏活血化瘀止痛之效。以木香、桔梗、柴胡疏肝理气解郁，加强调理气机之功。辅以蒲公英清热解毒。首方服药 7 天后，腹痛症状明显减轻，脐周疼痛缓解，恶心消失，小便灼热改善。二诊方续以丝瓜络通络止痛。以瞿麦、茜草、路路通、川芎、三七粉活血祛瘀。舌苔黄微腻，为湿热内蕴之象，佐荷梗、茵陈、夏枯草清热利湿化浊。

第十章

女童性早熟验案

10

一、7 岁女童乳房发育案

王某，女，7 岁，未婚。初诊：2016 年 9 月 24 日。

主诉：发现乳房发育 1 个月。

现病史：患者 1 月前发现乳房有发育，阴毛、腋毛无明显生长。自觉乳胀不适，纳可，眠佳，二便调。乳晕着色，乳房已见发育。无特殊饮食嗜好。舌苔黄干；脉细滑略数。

辅助检查：2016 年 9 月 9 日查左腕骨正位片示骨龄相当于正常女童标准 9.5 岁。2016 年 9 月 22 日 B 超检查：子宫双大小 1.5cm×0.5cm，宫颈 1.7cm；左卵巢 3.4cm×1.7cm，右卵巢 3.3cm×1.3cm，双侧可见直径 > 4mm 卵泡 4 个以上，左侧最大直径 6.0mm，右侧最大直径 6.5mm。2016 年 9 月 9 日激素水平检查：FSH 1.60mIU/mL；LH 0.19mIU/mL；E_2 38.68pg/mL；PRL 12.32ng/mL，T < 0.087nmol/L；P 0.12nmol/L；COR 12.16ng/dL；ACTH 21.1pg/mL。

西医诊断：性早熟。

中医诊断：性早熟（肝肾阴虚）。

治法：养阴清热。

处方：生牡蛎 10g，莲子心 2g，莲须 6g，血余炭 6g，白芍药 6g，荷叶 5g，寒水石 3g，白茅根 5g，黄芩 3g。14 剂。

二诊：2016 年 10 月 18 日。药后双乳胀症状改善，乳晕色减退，乳房较前略缩小。舌苔白；脉细滑。

处方：生牡蛎 10g，地骨皮 6g，白芍药 10g，莲须 5g，乌梅 3g，百合 5g，侧柏炭 10g，竹叶 6g。20 剂。

三诊：2016 年 11 月 2 日。近日乳核变软，乳房较前缩小，乳晕色淡。舌暗；脉细滑数。

处方：生牡蛎 10g，白芍药 10g，乌梅 3g，寒水石 3g，桔梗 5g，浙贝母 6g，丝瓜络 6g，茜草 5g，生甘草 5g，莲须 5g，炒栀子 2g，泽泻 3g。20 剂。

【按语】本案辨证肝肾阴虚，治法养阴清热。首诊方以生牡蛎为君，滋肝肾之阴，平抑妄动之相火。以莲须、白芍药为臣。莲须增强君药补肾涩精之功，白芍药助君药发挥柔肝平肝之效。取黄芩、白茅根、寒水石、荷叶清阳明之热，莲子心清心火；取血余炭之入血、收敛之特性，平抑肾中虚火，诸药共为佐。二诊时乳房较前缩小。舌苔白，脉细滑，提示阳明热盛较前缓解。二诊方继以滋阴清热为法，减荷叶、寒水石、白茅根等清中焦火热之药，以防过寒伤及中阳；改血余炭为侧柏炭，清血中伏热；加乌梅，取其酸敛之性，柔肝同时平雷火；少佐百合，补肺阴以生肾水。三诊时乳房较前再缩小。舌暗，提示有血脉瘀阻之证；脉细滑数，提示仍有血中伏热。三诊方继依二诊之法，酌加茜草、丝瓜络活血通络，炒栀子清心火，泽泻清泻肾火。之后数诊以此为法守方治疗。

二、9 岁女童乳房发育案

段某，女，9 岁，未婚。初诊：2017 年 2 月。

主诉：发现乳房发育 1 年半。

现病史：患者 1 年半前自觉乳房处瘙痒，外观略有凸起，在当地医院就诊，诊断"性早熟"。当时激素水平检查：FSH 1.40mIU/mL；LH 0.10mIU/mL。B 超检查：子宫三径 1.7cm×1.0cm×0.6cm；内膜未显示；左卵巢 2.2cm×0.9cm，可见 1 个 0.5cm×0.3cm 卵泡；右卵巢 2.3cm×1.0cm，可见 2 个卵泡，大小分别为 0.48cm×0.39cm 和 0.53cm×0.41cm。骨龄相当于 8 岁半。服中药颗粒治疗后乳房瘙痒缓解。2016 年 3 月再复发，偶伴触痛。现月经未至。平素易感冒，扁桃体发炎，腺样体肥大。自幼喜食鸡翅。眠差，入睡较晚，难入眠，纳可。大便 1～2 次 / 日，质可。舌淡红；脉沉滑。

辅助检查：2017 年 2 月 11 日激素水平检查，FSH 7.59mIU/mL；LH 2.75mIU/mL；E_2 50.00pg/mL；PRL 6.21ng/mL；T 0.3ng/mL。B 超检查：子宫三径 2.1cm×1.7cm×2.3cm；内膜呈线样；左卵巢 1.9cm×1.4cm；右卵巢 3.0cm×1.8cm，可见 1 个 0.8cm×0.5cm 卵泡样回声。乳腺检查：左侧厚 1.0cm，右侧厚 0.9cm。骨龄临床：11.9 岁。身高：142.7cm。遗传身高：161.0±5cm。

西医诊断：性早熟。

中医诊断：性早熟（阴虚火旺）。

治法：养阴清热。

处方：生牡蛎 10g，莲须 5g，白术 10g，寒水石 3g，地骨皮 6g，墨旱莲 6g，莲子心 3g，白芍药 5g，桑寄生 10g，青蒿 5g。20 剂。

二诊：2017 年 4 月 1 日。患者药后乳核明显缩小，易感冒。舌苔白；脉沉弦滑稍数。

处方：生牡蛎 10g，白芍药 6g，荷叶 5g，莲子心 3g，侧柏炭 6g，莲须 5g，寒水石 3g，芦根 10g，青蒿 5g，乌梅 5g。20 剂。

【按语】本案辨证阴虚火旺，治法养阴清热。首诊方君以生牡蛎益阴潜阳，兼软坚散结。臣以墨旱莲、桑寄生平补肝肾之阴；白芍药、莲须增强酸涩固精收敛之功。佐以地骨皮清肾中虚火，青蒿清肝中虚火，莲子心清心火，寒水石清心肾积热兼软坚散结，白术健脾益气。二诊时患儿乳核较前缩小，治法同前。脉稍数，提示热象较前明显。二诊方将前方性温之白术易以荷叶，以芦根性寒清胃火，防阳明热盛，累及真阴。

第十一章

其他病证验案

11

一、瘢痕妊娠术后宫体异常回声案

冯某，女，35 岁，已婚。初诊：2014 年 11 月 8 日。

主诉：瘢痕妊娠术后出血 20 天。

现病史：2014 年 10 月 22 日因停经 2 月余，可疑"胎停育"住院行清宫术，术中大出血致失血性休克，考虑为瘢痕妊娠予 Fuley 式尿管水囊压迫止血后行输血治疗，输血过程中出现血浆过敏致过敏性休克，经抢救后生命平稳。术后复查子宫前壁见 6.5cm×4.2cm 混合回声，考虑为瘢痕妊娠所致肌层血肿可能。子宫内膜厚度：0.8cm。Hgb：8.8g/L；HCG：75.00mIU/mL。现阴道少量出血，色暗红。纳可，大便时腹痛。舌暗红；脉细滑。

西医诊断：异常子宫出血；剖宫产瘢痕妊娠术后。

中医诊断：崩漏（血瘀血热证）。

治法：消癥积，祛瘀血，杀胚止血。

处方：生牡蛎 20g，墨旱莲 15g，莲须 5g，寒水石 10g，侧柏炭 15g，三七粉 3g，藕节 15g，苦丁茶 3g，紫草 3g，白茅根 10g，玉竹 10g。7 剂。

二诊：2014 年 11 月 15 日。无腹痛，阴道偶有少量出血。基础体温已下降。舌暗红；脉细滑。2014 年 11 月 13 日激素水平检查：HCG 17.40mIU/mL。2014 年 11 月 14 日 B 超检查：子宫三径 9.2cm×4.6cm×5.1cm，下段现 4.6cm×3.9cm×3.4cm 不均低回声，边界清，内部回声欠均，可见条索状中等回声，前壁肌层 1.0cm，右卵巢见 4.5×3.4cm 无回声区。

处方：北沙参 15g，地骨皮 10g，阿胶珠 12g，莲子心 3g，桔梗 10g，仙鹤草 15g，白芍药 10g，苦丁茶 3g，白茅根 15g，金银花 12g，墨旱莲 15g，百合 12g，荷叶 10g，女贞子 15g。14 剂。

三诊：2014 年 11 月 22 日。末次月经 2014 年 11 月 18 日，经量偏少。现阴道出血基本干净，无腹痛。舌红；脉细弦滑。

处方：北沙参 15g，黄芩 6g，天冬 10g，玉竹 10g，地骨皮 10g，白茅根 15g，白芍药 10g，墨旱莲 15g，浙贝母 10g，侧柏炭 20g，苦丁茶 3g，三七粉 3g（冲服），山茱萸 10g，桔梗 10g。7 剂。

四诊：2014 年 11 月 29 日。经期 5 天，经量偏少。现基础体温单相。舌红；脉细滑。2014 年 11 月 27 日复查血：HCG 3.00mIU/mL；复查 B 超：子宫三径 5.5cm×5.0cm×4.7cm；子宫内膜厚度 0.8cm；下段现 2.6cm×3.0cm×2.6cm 混合回声，形态不规则，边界尚清，边缘区见断线血流信号，该处肌层厚度约 1.9cm；左卵巢 3.0cm×2.1cm，右卵巢 3.1cm×1.4cm。

处方：北沙参 15g，金银花 12g，白芍药 10g，地骨皮 10g，墨旱莲 15g，青蒿 6g，莲子心 3g，藕节 15g，椿皮 5g，地榆炭 10g，玉竹 10g，阿胶珠 12g，仙鹤草 15g，三七粉 3g（冲服）。20 剂。

五诊：2015 年 1 月 3 日。末次月经 2014 年 12 月 14 日，经期 5 天，经量较前略增多。舌暗红；脉细滑无力。2014 年 12 月 13 日 B 超检查：子宫三径 3.9cm×4.6cm×4.1cm；子宫内膜厚度 1.0cm；前壁下段现 1.5cm×1.6cm×1.0cm 低回声，局部肌壁厚 2.5cm。

处方：枸杞子 15g，当归 10g，茜草炭 12g，藕节 15g，小蓟 15g，墨旱莲 15g，荷叶 10g，百合 12g，椿皮 5g，绿萼梅 6g，阿胶珠 12g，仙鹤草 15g，鸡内金 6g，佩兰 3g。20 剂。

六诊：2015 年 4 月 18 日。末次月经 2015 年 4 月 9 日，经期 4 天，经量偏少，末前次月经 2015 年 3 月 13 日。月经恢复一月一行，经前基础体温呈不典型双相。舌绛红，苔薄黄；脉细滑。2015 年 4 月 15 日 B 超检查：子宫正常大小，肌层未见异常回声，内膜线居中，双附件正常。

处方：鱼腥草 15g，墨旱莲 15g，黄芩 6g，金银花 12g，芦根 12g，桔梗 10g，浙贝母 10g，荷叶 10g，女贞子 15g，北沙参 15g，百合 12g。
20 剂。

七诊：2015 年 7 月 4 日。末次月经 2015 年 6 月 9 日，经量中等，无
腹痛。末前次月经 2015 年 5 月 11 日。舌绛；脉细滑。2015 年 7 月 3 日 B
超检查：子宫三径 7.6cm×3.4cm×4.9cm；内膜线清晰，居中；右附件区
可见一 2.3cm×2.2cm 无回声。

处方：北沙参 15g，浙贝母 10g，茵陈 12g，女贞子 15g，夏枯草 12g，
玉竹 10g，地丁 10g，川芎 5g，益母草 10g，三七粉 3g（冲服），菟丝子
20g。20 剂。

【按语】 本案辨证血瘀血热，治法消癥积，祛瘀血，杀胚止血。首诊
方以生牡蛎为君，软坚散结，清热益阴；以寒水石、苦丁茶为臣，清泻肾
火，兼以软坚。以侧柏炭、三七粉、藕节、紫草、白茅根诸药为佐，清热
凉血止血；佐墨旱莲、莲须益肾固精。首方服药 7 天，阴道出血较前减
少，血清 HCG 明显下降。舌暗红，提示瘀血留滞，郁而化热。考虑出血
日久，二诊方以北沙参养阴清肺，补肺启肾；以阿胶珠、白芍药补益所失
之阴血；予地骨皮以养阴清虚热。以后数诊皆以此法，逐渐加重补益肝肾
之力，佐清热凉血之药。六诊时，舌绛红，苔薄黄，提示郁热明显，以北
沙参、墨旱莲、女贞子为君补益肾精；以鱼腥草、金银花、芦根为臣清肺
热；佐百合、桔梗、浙贝母滋肺胃之阴，调理气机。之后脉无力之象较前
缓解，月经恢复。七诊时，患者月经恢复正常，B 超未见明显异常回声，
提示经治疗胞中瘀血尽去。

二、产后出血案

曾某，26 岁，已婚。初诊：2015 年 10 月 24 日。
主诉：产后异常子宫出血 5 个月。

现病史：患者结婚 3 年，妊娠 3 次均顺产，每次妊娠生产后均有异常子宫出血近 1 年。末次生产 2015 年 5 月，产后恶露 14 天净，1 周后阴道出血至今，血量时多时少。现阴道出血少量，色鲜红或暗红。伴腰酸，下肢疼痛。舌暗红，苔薄黄；脉细滑。

孕产史：2011 年 12 月顺产第一胎，2013 年 9 月顺产第二胎，2015 年 5 月顺产第三胎。

辅助检查：产后复查宫颈未见明显异常，盆腔超声检查未见异常。2015 年 8 月 9 日 B 超检查：子宫三径 5.1cm×3.8cm×4.8cm；子宫内膜厚度 0.3cm；左卵巢 5.1cm×2.1cm，内见 8 ～ 10 个无回声；右卵巢 3.9cm×1.7cm，内可见 8 ～ 9 个无回声。2015 年 7 月 30 日激素水平检查：FSH 10.07mIU/mL；LH 9.46mIU/mL；E_2 41.70pg/mL；PRL 21.12ng/mL；T 32.83ng/dL。

西医诊断：产后异常子宫出血。

中医诊断：产后恶露不绝（肾虚血热）。

治法：补肾固冲，清热止血。

处方：覆盆子 15g，生牡蛎 15g，五味子 3g，莲须 5g，白芍药 10g，墨旱莲 15g，寒水石 10g，北沙参 15g，侧柏炭 15g，柴胡 15g，地骨皮 10g，生地黄 10g，女贞子 15g，绿萼梅 6g。14 剂。

二诊：2015 年 11 月 7 日。现阴道仍有出血，色鲜红。近日未测基础体温。舌暗，苔薄黄；脉细滑。2015 年 11 月 5 日于某医院行妇科检查未见明显异常。2015 年 11 月 5 日 B 超检查：子宫三径 6.0cm×5.2cm×4.4cm；子宫内膜厚度 0.4cm；左卵巢 4.6cm×1.6cm，右卵巢 4.5cm×1.9cm，内均可见 > 15 个卵泡。2015 年 11 月 5 日激素水平检查：FSH 8.77mIU/mL；LH 21.91mIU/mL；E_2 62.59pg/mL；PRL 4.68ng/mL；T 0.61ng/dL；P 0.53ng/dL。

处方：柴胡 5g，生牡蛎 15g，侧柏炭 15g，白术 10g，佩兰 3g，青蒿

6g，黄芩 6g，覆盆子 15g，桔梗 10g，仙鹤草 15g，寒水石 10g，太子参 10g，椿皮 5g。14 剂。

三诊：2015 年 11 月 21 日。产后阴道出血 6 个月。现阴道出血，量中，有黏膜样分泌物排出。基础体温呈单相。无头晕等不适。舌淡暗，苔黄腻；脉细滑。

处方：生牡蛎 15g，仙鹤草 15g，大蓟 10g，小蓟 10g，藕节 15g，侧柏炭 15g，黄芩 10g，益母草 10g，寒水石 10g，覆盆子 15g，莲须 5g，莲子心 3g，金银花 12g，柴胡 5g，郁金 6g，白术 10g，百合 10g。20 剂。

四诊：2015 年 12 月 26 日。2015 年 12 月 10 日后阴道出血量多，持续 7 天左右。2015 年 12 月 24 日阴道出血量减少。现基础体温有上升趋势。舌苔薄黄；脉细滑。

处方：枸杞子 15g，仙鹤草 15g，大蓟 10g，小蓟 12g，白芍药 10g，白茅根 10g，墨旱莲 15g，月季花 6g，菊花 10g，百合 12g，生牡蛎 15g，生黄芪 10g，侧柏炭 10g。14 剂。

五诊：2016 年 1 月 23 日。2015 年 12 月 24 日出血至今已 1 月余，近几日量多，平均 2 片卫生巾量 / 日。舌淡；脉细滑。

处方：生牡蛎 15g，白芍药 10g，太子参 12g，生黄芪 12g，五味子 3g，益母草 10g，枳壳 10g，侧柏炭 15g，覆盆子 15g，三七粉 3g，莲子心 3g。14 剂。

六诊：2016 年 2 月 20 日。阴道仍有少量出血，药后曾间断血止。基础体温单相波动，近日感冒。2016 年 1 月 28 日激素水平检查：FSH 6.61mIU/mL；LH 18.67mIU/mL；E_2 53.69pg/mL；PRL 2.42ng/mL；T 58.32ng/dL；P 0.53ng/mL。

处方：太子参 12g，白芍药 10g，五味子 3g，仙鹤草 15g，地骨皮 10g，益母草 10g，柴胡 5g，生牡蛎 15g，当归 10g，菟丝子 15g，荷叶 10g，杜仲 10g。14 剂。

七诊：2016 年 3 月 5 日。药后血止已 5 天。已无腰酸腰痛诸症。基础体温呈单相，较前平稳。舌苔薄黄；脉细滑。

基础体温见下图。

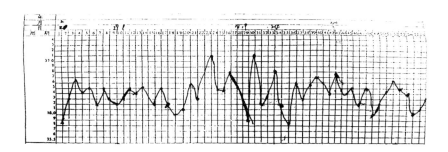

处方：北沙参 20g，荷叶 10g，芦根 12g，青蒿 6g，益母草 10g，仙鹤草 15g，白芍药 10g，绿萼梅 6g，玉竹 10g，墨旱莲 15g，椿皮 5g，莲须 5g，侧柏炭 10g，柴胡 5g，枸杞子 15g。14 剂。

八诊：2016 年 3 月 26 日。末次月经 2016 年 3 月 24 月，经量中等，经前基础体温呈不典型双相。舌苔黄；脉细滑。

处方：柴胡 3g，玉竹 10g，莲子心 3g，墨旱莲 10g，大蓟 15g，小蓟 15g，青蒿 6g，覆盆子 15g，白术 10g，地骨皮 10g，莲须 6g，荷叶 10g，郁金 6g。20 剂。

九诊：2016 年 4 月 16 日。末次月经 2016 年 3 月 24 日，阴道出血持续至今，量少，淋漓不尽。舌苔薄黄；脉细滑。2016 年 3 月 28 日激素水平检查：FSH 4.13mIU/mL；LH 5.22mIU/mL；E_2 22.84pg/mL；PRL 4.26ng/mL；T 18.73ng/dL；P 0.53ng/mL。

处方：覆盆子 10g，侧柏炭 15g，仙鹤草 15g，地骨皮 10g，青蒿 6g，荷叶 10g，莲子心 3g，椿皮 6g，芦根 12g，大蓟 15g，小蓟 15g，柴胡 5g，冬瓜皮 15g。20 剂。

十诊：2016 年 4 月 23 日。末次月经 2016 年 4 月 7 日。现阴道仍有少量出血，有血块。舌暗，苔薄黄；脉细滑。

处方：生黄芪 12g，柴胡 5g，覆盆子 15g，益母草 10g，金银花 12g，莲子心 3g，黄芩炭 6g，生牡蛎 15g，大蓟 15g，小蓟 15g，北沙参 15g，荷叶 10g，藕节 10g。10 剂。三七粉 3g×5 天，分冲。

十一诊：2016 年 5 月 7 日。末次月经 2016 年 4 月 7 日。现阴道仍有出血。舌苔黄；脉细滑。昨日行宫腔镜检查示宫内未见明显占位性病变。

处方：生牡蛎 15g，土茯苓 15g，萹蓄 5g，侧柏炭 15g，桔梗 10g，浙贝母 10g，地丁 10g，益母草 10g，仙鹤草 15g，墨旱莲 15g，莲须 5g，白芍药 10g。14 剂。

十二诊：2016 年 5 月 21 日。2016 年 5 月 6 日诊断性刮宫病理：增殖期子宫内膜。术后 1 周血净（净 5 天）。昨日起少量出血，无腹痛。舌苔黄；脉滑。

基础体温见下图。

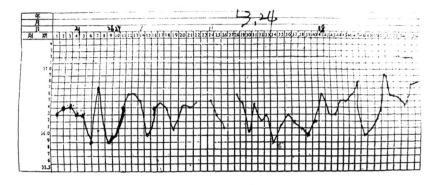

处方：北沙参 15g，菊花 10g，白芍药 10g，仙鹤草 15g，瞿麦 6g，青蒿 6g，侧柏炭 15g，益母草 10g，三七粉 3g（分冲），金银花 12g，柴胡 3g，莲子心 3g。14 剂。

十三诊：2016 年 6 月 4 日。2016 年 5 月 24 日血止。现基础体温有上升趋势。舌苔黄；脉细滑。

处方：柴胡 5g，白芍药 10g，荷叶 10g，墨旱莲 10g，莲须 5g，白术 10g，椿皮 5g，阿胶珠 12g，地骨皮 10g，白茅根 15g，益母草 10g，三七粉 3g（分冲），侧柏炭 15g。10 剂。

十四诊：2016 年 6 月 18 日。末次月经 2016 年 6 月 11 日，经期 7 天，经前基础体温呈不典型双相。带下色粉。舌苔黄；脉沉细。

基础体温见下图。

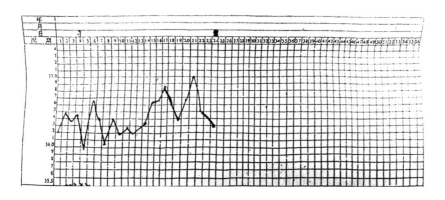

处方：北沙参 15g，黄芩炭 10g，玉竹 10g，芦根 12g，莲须 5g，生牡蛎 15g，侧柏炭 15g，白芍药 10g，女贞子 15g，生地黄 10g，仙鹤草 15g，莲子心 3g。14 剂。

十五诊：2016 年 7 月 9 日。经期 7 天，经前基础体温呈不典型双相。现基础体温呈不典型双相，已下降。舌苔薄黄；脉细滑。

处方：阿胶珠 12g，太子参 12g，炙甘草 6g，续断 15g，当归 10g，女贞子 15g，地骨皮 10g，川黄柏 3g，钩藤 15g，桑寄生 15g，覆盆子 15g，青蒿 6g，益母草 10g。10 剂。

十六诊：2016 年 8 月 13 日。末次月经 2016 年 8 月 12 日，末前次月经 2016 年 7 月 11 日。经后淋漓，服用三七粉后血止。舌淡，苔白干；脉细滑。2016 年 7 月 12 日激素水平检查：FSH 6.90mIU/mL；LH 5.40mIU/mL；E_2 160.00pg/mL；T 0.61ng/dL。

基础体温见下图。

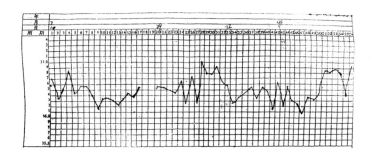

处方：北沙参 15g，黄芩炭 6g，侧柏炭 20g，白芍药 10g，墨旱莲 15g，藕节 15g，莲须 5g，椿皮 5g，益母草 10g，白茅根 10g，浙贝母 10g，大蓟 15g，小蓟 15g，荷叶 10g。20 剂。

十七诊：2016 年 9 月 3 日。经期 7 天，经前基础体温呈不典型双相。已无阴道出血。舌苔黄；脉细滑。

处方：芦根 12g，地骨皮 10g，青蒿 6g，白芍药 10g，茵陈 12g，侧柏炭 15g，浙贝母 10g，女贞子 15g，仙鹤草 15g，荷叶 10g，天冬 10g，佩兰 5g，百合 12g。20 剂。

十八诊：2016 年 10 月 8 日。末次月经 2016 年 9 月 10 日，经期 6 天，经前基础体温呈不典型双相。现基础体温呈高温相，无阴道出血。舌苔黄；脉细滑。

基础体温见下图。

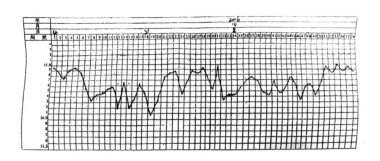

处方：生牡蛎 15g，仙鹤草 15g，益母草 10g，黄芩炭 6g，大蓟 15g，小蓟 15g，瞿麦 6g，荷叶 10g，椿皮 5g，侧柏炭 15g，柴胡 5g，白芍药 10g，覆盆子 15g，白术 10g，三七粉 3g（分冲）。20 剂。

十九诊：2016 年 11 月 12 日。末次月经 2016 年 11 月 6 日，经前基础体温呈不典型双相。现阴道仍有少量出血。末前次月经 2016 年 10 月 8 日，7 天净。舌苔黄；脉细滑。2016 年 11 月 7 日激素水平检查：FSH 11.00mIU/mL；LH 5.10mIU/mL；E$_2$ 140.00pg/mL；T 0.87ng/dL。

基础体温见下图。

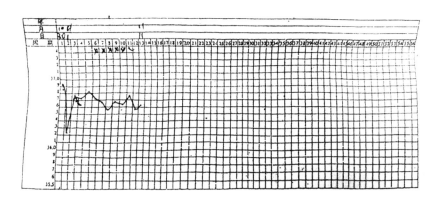

处方：枸杞子 15g，太子参 12g，椿皮 6g，地骨皮 10g，墨旱莲 15g，白芍药 10g，荷叶 10g，莲须 5g，黄精 10g，金银花 12g，大蓟 15g，小蓟 15g，白茅根 15g，百合 12g。20 剂。

【按语】本案辨证肾虚血热，治法补肾固冲、清热止血。首诊方以北沙参、女贞子、墨旱莲为君，平补肾精，补益肾气。覆盆子、侧柏炭、生地黄、地骨皮平补肾精同时收涩止血，生地黄与生牡蛎合用，一涩一补，清热凉血、固涩止血同时能补已耗伤之阴，以上诸药共为臣药。以寒水石、五味子、白芍药、莲须等为佐。寒水石味辛咸，性寒，助清肾中虚火，五味子、莲须增强补肾涩精之效，白芍药助生地滋阴之功。以柴胡、绿萼梅为使，增强升提固摄之效，同时疏肝理气，使诸寒凉药不致凝滞气血。二诊方将北沙参改为太子参，加白术，以增强健脾益气摄血之功。少佐青蒿、黄芩清解中焦伏热，佩兰以化浊，防止滋阴太过，滋腻伤脾，脾气不健，则统摄无权。五诊时患者出血量较前增多，加用枳壳、益母草、三七粉活血调经，且益母草活血调经同时，亦可规避温燥助血海伏热之弊。十三诊时以益母草与阿胶珠同用，活血调经同时补已伤之阴血。益母草滑利、微寒，补而不滞，静中有动。之后患者复诊基础体温逐渐呈双相波动趋势，提示排卵恢复，脾肾之气渐充。加用浙贝母、天冬等滋养肺阴，金水相生，以促进肾阴之恢复。治疗至十七诊后，患者排卵恢复，已无阴道异常出血症状。

三、经行感冒案

龙某，女，34岁，已婚。初诊：2017年3月28日。

主诉：经前、经期感冒7年。

现病史：15岁初潮，既往月经30天一行，经期7天，经量中等、色鲜红。始于7年前，每于经前1周感冒，无明显诱因，无季节性，表现为咽痛，流涕，头痛，持续至经期，经后诸症自行缓解。月经周期、经量、经色如常。末次月经2017年2月28日，末前次月经2017年1月28日。现纳可，眠安，疲乏，急躁，大便日1次，质软成形，小便调。舌暗红，苔白；脉细滑。

孕产史：结婚3年，2014年剖宫产一足月女婴。现工具避孕。

中医诊断：经行感冒（阴虚血热）。

治法：养阴清热，调和营卫。

处方：阿胶珠12g，钩藤10g，青蒿6g，生甘草5g，当归10g，茯苓10g，丝瓜络10g，荷叶10g，知母10g，浙贝母10g，益母草10g，川芎

5g。14 剂。

二诊：2017 年 9 月 12 日。患者首诊后近 4 个月每于月经干净后一周即服用首诊方 14 剂。药后经前、经期感冒症状明显改善，情绪较前稳定。经前仍时感头痛。末次月经 2017 年 8 月 30 日，末前次月经 2017 年 7 月 30 日。现纳可，眠佳，大便调。舌暗红，苔白；脉细滑。2017 年 6 月 7 日激素水平检查：FSH 5.61mIU/mL；LH 3.07mIU/mL；E$_2$ 70.64pg/mL；T 54.08ng/dL；PRL 7.01ng/mL。

处方：北沙参 20g，桑叶 10g，女贞子 15g，茵陈 12g，夏枯草 12g，熟地黄 10g，天冬 10g，丹参 10g，金银花 12g，玉竹 10g，百合 12g。7 剂。

【按语】本案辨证阴虚血热，治法养阴清热、调和营卫。首诊方药用阿胶珠、当归、益母草、川芎养血活血不留瘀；浙贝母滋肺胃之阴，金水相生，补肺启肾。阴血不足易生内热，予知母、青蒿、荷叶清虚热，钩藤清热、平肝火，予丝瓜络、浙贝母通经络，生甘草调和诸药。首诊用药后患者自觉经行感冒症状改善。二诊方药用熟地黄、丹参、北沙参、天冬、玉竹、百合以增强滋阴养血之力。恐滋阴养血之品滋腻生湿，佐茵陈、夏枯草、桑叶、金银花清热散结，利湿化浊。加用女贞子补益肝肾，兼清虚热。全方滋阴养血，清热利湿，使阴血充盛，营卫调和，诸症自除。

四、妊娠合并子宫肌瘤案

李某，女，34 岁，已婚。初诊：2016 年 1 月 30 日。

主诉：未避孕未孕 4 个月。

现病史：14 岁月经初潮，既往月经尚规律，周期 28 天，经期 6 天，经量中等，有血块，无痛经，经前时感乳房胀痛。患者 3 年前体检发现子宫肌瘤，曾于 2014 年 12 月开腹行子宫肌瘤剔除术。术后连续注射亮丙瑞林 3.75mg/ 月 6 个周期。2015 年 9 月月经恢复，周期规律，经量减少。现未避孕未孕 4 个月。末次月经 2016 年 1 月 4 日，经期 7 天，经量少，有血块。末前次月经 2015 年 12 月 7 日。现周身乏力，纳可，多梦，困倦，小便调，大便稀溏，白带量多色黄。舌淡暗；脉细滑。

既往史：结婚 7 年，妊娠 1 次。2003 年 6 月药流 1 次，药流不全行清宫术，后工具避孕，近 4 个月未避孕。

辅助检查：2015 年 12 月 17 日 B 超检查，子宫三径 6.7cm×8.0cm×7.9cm，肌层回声不均，肌壁间可见多个低回声结节，大者 4.6cm×5.8cm×3.7cm；子宫内膜厚度 0.9cm；右侧卵巢大小 4.7cm×1.7cm，左侧卵巢大小 3.6cm×1.6cm。双侧卵巢呈多囊样改变。体重：59kg。身高：158cm。

西医诊断：不孕症；子宫肌瘤。

中医诊断：不孕症；癥瘕（脾肾不足兼有血热）。

治法：健脾补肾，清热调经。

处方：覆盆子 15g，太子参 10g，浙贝母 10g，莲须 6g，莲子心 3g，白芍药 10g，桃仁 10g，地骨皮 10g，瞿麦 6g，墨旱莲 15g，柴胡 4g，寒水石 5g。20 剂。

二诊：2016 年 2 月 20 日。现基础体温上升后稳定。舌苔薄黄；脉细滑。2016 年 2 月 17 日查尿 HCG 阳性，B 超检查提示宫内胎囊：1.3cm×1.2cm×0.9cm，未见胎芽及卵黄囊，子宫后壁最大肌瘤 6.6cm×6.4cm×4.4cm。B 超检查后阴道少量出血，无明显腹痛。

处方：覆盆子 15g，白芍药 10g，苎麻根 10g，荷叶 10g，椿皮 5g，莲子心 3g，菟丝子 15g，莲须 5g，黄芩炭 10g，墨旱莲 15g，侧柏炭 10g，白术 10g，芦根 10g。7 剂。

三诊：2016 年 3 月 5 日。近 2 周无明显阴道出血，时有下腹隐痛。舌暗红；脉细滑。2016 年 3 月 1 日 B 超检查：子宫三径增大，肌层回声不均，较大低回声结节于右前壁 6.7cm×5.6cm×4.8cm，胎囊

1.6cm×3.9cm×1.9cm，胎芽 0.65cm，未见胎心。2016 年 2 月 18 日激素水平检查：HCG 17106.00mIU/mL；P 15.63ng/mL；血糖 9.83mmol/L。

处方：北沙参 20g，覆盆子 15g，侧柏炭 20g，苎麻根 10g，荷叶 10g，莲须 5g，菟丝子 20g。7 剂。

四诊：2016 年 4 月 9 日。孕 12 周复诊。无明显不适。舌苔黄；脉细滑。2016 年 4 月 5 日 B 超检查：头臀长 61.5mm；NT 1.3mm；胎心 169 次/ 分；羊水 26mm；最大肌瘤 60mm×59mm×49mm。

处方：覆盆子 15g，莲须 6g，玉竹 10g，侧柏炭 12g，苎麻根 6g，茯苓 10g，荷叶 10g，北沙参 15g，泽泻 6g，菟丝子 15g，芦根 10g。20 剂。

五诊：2016 年 5 月 12 日。孕 19 周复诊。无不适。舌暗；脉细滑。

处方：覆盆子 15g，北沙参 20g，茯苓 10g，浙贝母 10g，桔梗 10g，茯苓皮 12g，白术 10g，青蒿 6g，芦根 10g，生甘草 5g，菟丝子 15g。20 剂。

六诊：2016 年 7 月 2 日。孕 24 周复诊。无腹痛及其他不适。舌淡；苔白。脉细滑。B 超检查：胎心、羊水正常，右侧壁可探及不均质低回声团，大小约 5.6cm×6.6cm×5.0cm，边界清。

处方：覆盆子 15g，黄芩炭 6g，生甘草 5g，金银花 12g，荷叶 10g，墨旱莲 15g，柴胡 2g，椿皮 6g，苎麻根 15g，地骨皮 10g，青蒿 6g。20 剂。

【按语】本案辨证脾肾不足兼有血热，治法健脾补肾、清热调经。首诊以覆盆子、太子参为君补肾健脾。墨旱莲、莲须为臣助覆盆子补肾固冲。佐以白芍药敛阴柔肝，柴胡疏肝理气，地骨皮清肝热，浙贝母入肺经调理气机，莲子心清心安神。首诊来时月经即将来潮，血海满溢，少佐桃仁、瞿麦以活血通经，因势利导。上方服用 20 剂后二诊来时已怀孕，B 超提示子宫肌瘤仍较大，若子宫肌瘤随孕周增加而增大甚至变性，恐有流产风险，故二诊治疗以固肾安胎为要。患者舌苔薄黄，提示中焦蕴热，方以覆盆子、菟丝子为君补肾安胎，以墨旱莲、莲须、白术为臣助君药补肾健脾、固冲安胎。见舌苔薄黄，少佐黄芩炭、荷叶清中焦热，芦根清热生津益胃。以苎麻根、椿皮、侧柏炭清热安胎，白芍药敛血柔肝，莲子心清心安神。三诊时B超提示可见胎芽，未见胎心，子宫肌瘤未见明显增大。患者舌暗红，考虑血热偏盛，故继以补肾清热安胎为法，减少温肾药使用，以免补益药物过多而助热势；加用微苦、微寒之北沙参，补益肺气，补肺启肾安胎。四诊时患者孕12周，B超提示胎心搏动尚可，羊水26mm偏少。考虑素体脾虚，脾失运化，水湿内停，故守前方同时，加茯苓、泽泻健脾利水，玉竹、北沙参合用以补益肺气，"提壶揭盖"，促进水液运行。五诊方酌加茯苓皮，增强健脾利水之功。六诊时羊水、胎心等正常，肌瘤未见明显增大，无明显阴道出血等症状，治疗继以补肾固冲安胎为法，少佐生甘草、金银花清热。防孕后期阴血聚养胎元，血热偏盛，少佐柴胡、青蒿、地骨皮疏肝清热。

五、产后月经量少案

梁某，女，32岁，已婚。初诊：2017年6月13日。

主诉：产后月经量少5年。

现病史：13岁初潮，既往月经规律，周期28～29天，经期3天，经量中等、色鲜红，时有血块，无痛经。患者自诉2012年10月一度劳累过度后停经2个月，口服中成药后有月经来潮，经量逐渐减少，约为原月经量2/3。现月经周期25～26天，经期2天，经量少，色暗，时有血块。末次月经2017年6月3日，末前次月经2017年5月8日。自诉血压波动在80～90/50～60mmHg。现症见：纳呆，胸闷，精神差，眠欠安，多梦，腰酸乏力，头发干枯，口干。大便干，4～5日一行。小便黄。舌暗、舌体胖大，苔黄干；脉细滑。

孕产史：2011年10月剖宫产双胎。结婚6年，G1P2。现避孕环避孕。

西医诊断：产后月经量少。

中医诊断：月经量少（肾虚血瘀）。

治法：补肾活血，清热调经。

处方：北沙参 12g，菊花 10g，葛根 3g，钩藤 10g，瓜蒌 12g，丹参 10g，益母草 10g，玫瑰花 5g，白芍药 10g，生甘草 5g，菟丝子 15g，女贞子 15g。14 剂。

二诊：2017 年 7 月 4 日。药后胸闷症状较前缓解，自觉言语有力，体力改善。纳可，眠欠安，噩梦纷纭，大便秘结，每日一行。舌淡，苔黄干；脉细滑。

处方：北沙参 15g，桔梗 10g，桃仁 10g，太子参 12g，百合 10g，当归 10g，郁金 6g，白头翁 10g，玉竹 10g，月季花 6g，枳壳 6g，钩藤 10g，石斛 10g。20 剂。

三诊：2017 年 9 月 19 日。药后大便通畅，近 2 个月疲乏感明显减轻，夜间多梦缓解，经量较前增多。自诉血压波动在 120/70mmHg 左右。舌暗，苔白；脉细弦滑。

处方：阿胶珠 12g，菊花 10g，葛根 3g，钩藤 10g，菟丝子 15g，续断 15g，益智仁 10g，百合 10g，墨旱莲 15g，当归 10g，荷叶 10g，杜仲 10g，莲子心 3g，生甘草 5g。20 剂。

【按语】本案辨证肾虚血瘀，治法补肾活血、清热调经。首诊方药用菟丝子、女贞子为君平补肾中精血。女贞子味甘性凉，补肾阴同时兼清虚热，补而不腻；菟丝子味辛甘性平，养精益髓，不燥不腻，守而能走。以北沙参、白芍药为臣。北沙参清肺胃之热，养肺胃之阴；白芍药养阴柔肝。以菊花、葛根、钩藤、瓜蒌、丹参、益母草、玫瑰花为佐。菊花清解血海伏热，葛根助清阳明积热，钩藤助清心肝之火，瓜蒌润肠通便，丹参、益母草活血化瘀，玫瑰花疏肝行气。以生甘草调和诸药为使。二诊时胸闷、乏力诸症减轻，舌暗缓解，提示阴血有所恢复。舌黄干，大便仍干，提示阳明腑热犹在。二诊治法清阳明腑热，防胃肠积热煎熬血海，加重冲任不足。二诊方酌加玉竹、石斛，滋养肺胃之阴同时清解虚热；以枳壳宽胸散结通便，白头翁入大肠清热解毒，共清胃肠积热；舌淡，提示脾气不足，酌加太子参清补脾气。服药 20 剂后，疲乏、多梦症状缓解，经量较前增多，提示血海逐渐充盛；大便通畅，苔白，阳明积热改善。三诊方再遵首诊理法，补益阴血，兼清积热。在首诊方基础上酌加阿胶珠滋阴，杜仲、续断、益智仁温助肾阳，少佐荷叶清中焦湿热，防补益药滋腻碍胃。